Esterilização e medidas de biossegurança

Em Centros de Materiais e Esterilização e outros estabelecimentos

Dados Internacionais de Catalogação na Publicação (CIP)
(Jeane Passos de Souza - CRB 8ª/6189)

Marcondes, Marilucia Moreira Silva
    Esterilização e medidas de biossegurança : em centros de materiais e esterilização e outros estabelecimentos / Marilucia Moreira Silva Marcondes, Daniele Cristina Polotto Montanari. – São Paulo : Editora Senac São Paulo, 2018.

    Bibliografia.
    ISBN 978-85-396-2404-1
    e-ISBN 978-85-396-2405-8 (ePub/2018)
    e-ISBN 978-85-396-2406-5 (PDF/2018)

    1. Esterilização 2. Instrumentos e equipamentos cirúrgicos – Esterilização 3. Medidas de segurança em centro de materiais   I. Montanari, Daniele Cristina Polotto. II. Título.

18-797s

CDD – 610.73677
BISAC MED058030

Índice para catálogo sistemático:
1. Enfermagem médico-cirúrgica na terapia intensiva   610.73677

Esterilização e medidas de biossegurança

Em Centros de Materiais e Esterilização e outros estabelecimentos

Marilucia Moreira Silva Marcondes
Daniele Cristina Polotto Montanari

São Paulo – Editora Senac São Paulo – 2018

ADMINISTRAÇÃO REGIONAL DO SENAC NO ESTADO DE SÃO PAULO

Presidente do Conselho Regional: Abram Szajman
Diretor do Departamento Regional: Luiz Francisco de A. Salgado
Superintendente Universitário e de Desenvolvimento: Luiz Carlos Dourado

EDITORA SENAC SÃO PAULO

Conselho Editorial: Luiz Francisco de A. Salgado
Luiz Carlos Dourado
Darcio Sayad Maia
Lucila Mara Sbrana Sciotti
Jeane Passos de Souza

Gerente/Publisher: Jeane Passos de Souza (jpassos@sp.senac.br)
Administrativo: João Almeida Santos (joao.santos@sp.senac.br)
Comercial: Marcos Telmo da Costa (mtcosta@sp.senac.br)
Coordenação Editorial/Prospecção: Luís Américo Tousi Botelho (luis.tbotelho@sp.senac.br) e
Márcia Cavalheiro Rodrigues de Almeida (mcavalhe@sp.senac.br)
Edição e Preparação de Texto: Gabriela Lopes Adami
Coordenação de Revisão de Texto: Luiza Elena Luchini
Revisão de Texto: Sandra Fernandes
Fotografias: *Luis Gustavo | GrupoPhoto*
Projeto Gráfico, Editoração Eletrônica e Capa: Thiago Ferreira Mullon Planchart
Fotografia da Capa: *iStockphoto*
Impressão e Acabamento: Gráfica CS Eireli

Proibida a reprodução sem autorização expressa.
Todos os direitos reservados à
Editora Senac São Paulo
Rua 24 de Maio, 208 – 3ª andar – Centro – CEP 01041-000
Caixa Postal 1120 – CEP 01032-970 – São Paulo – SP
Tel. (11) 2187-4450 – Fax (11) 2187-4486
E-mail: editora@sp.senac.br
Home page: http://www.editorasenacsp.com.br

@ Editora Senac São Paulo, 2018

Sumário

Nota do editor | 7

Introdução | 9

1. Esterilização e biossegurança na atuação profissional | 13

2. Estrutura do Centro de Materiais e Esterilização (CME) | 37

3. Processamento de artigos: expurgo (recebimento, limpeza, desinfecção e inspeção) | 55

4. Processamento de artigos: área limpa (inspeção, acondicionamento, empacotamento e identificação) | 75

5. Processamento de artigos: área de esterilização | 97

6. Controle de qualidade no CME e uso de indicadores | 109

7. Armazenamento e distribuição | 123

Anexo – Principais legislações e normas regulamentadoras para CMEs | 129

Bibliografia | 135

Agradecimentos e créditos iconográficos | 141

Índice geral | 143

Nota do editor

O processo de esterilização de materiais, composto por diversas etapas relacionadas à eliminação de bactérias e outros microrganismos, é indispensável para que os artigos e os equipamentos possam ser utilizados com segurança em vários procedimentos das áreas de saúde e de estética.

O trabalho de quem atua nesse setor é complexo, pois exige não só conhecimento científico e habilidades técnicas para manusear os instrumentos e aplicar as práticas corretas de higiene e de esterilização, mas também habilidades de gestão e organização, uma vez que o profissional deve administrar a área física e os artigos recebidos de forma ordenada, realizando sempre o controle de qualidade. Ao atender às necessidades das áreas que dependem do seu trabalho, esse profissional presta uma assistência imprescindível aos estabelecimentos e à população como um todo.

Tamanha responsabilidade demanda pessoas responsáveis e devidamente capacitadas; por isso, esta publicação do Senac São Paulo traz sua contribuição ao reunir as referências e as práticas essenciais da área, para que estudantes e profissionais inseridos nos Centros de Materiais e Esterilização (CMEs), ou que precisam lidar com esses procedimentos constantemente, possam iniciar no mercado ou aprimorar sua atuação de maneira bem fundamentada.

Introdução

Bactérias, vírus, fungos e microrganismos estão presentes em praticamente todos os locais e meios. No entanto, no âmbito da atuação profissional, principalmente das áreas de saúde e de estética, a realização bem-sucedida de diversos procedimentos depende da completa eliminação desses organismos nos instrumentos e ambientes utilizados, a fim de garantir que não haja contaminação das pessoas envolvidas – isto é, dos próprios profissionais e dos pacientes/clientes atendidos. Dessa forma, faz-se necessária a adoção de medidas de biossegurança e a realização das etapas de esterilização, processo esse que, por meio de agentes químicos e físicos, promove a destruição de todas as formas de microrganismos presentes em instrumentos, superfícies e locais.

Hospitais, unidades básicas de saúde, ambulatórios, clínicas médicas e veterinárias, consultórios odontológicos, centros estéticos ou especializados em podologia e salões de beleza são alguns exemplos de locais em que o contato com matéria orgânica e com substâncias contaminantes é frequente. Por isso, independentemente do tamanho ou da finalidade, nesses locais é essencial organizar e efetuar os devidos procedimentos de limpeza, esterilização, preparo, acondicionamento, estoque e distribuição dos artigos utilizados, concentrando tais atividades em um ambiente específico, chamado Centro de Materiais e Esterilização (CME). Em virtude de algumas características, como a restrição de espaço e de pessoal, nem todos os locais dispõem de um setor ou de uma equipe específica responsável por esses procedimentos – portanto, os próprios profissionais também devem tomar os cuidados necessários e seguir os protocolos básicos para que as etapas sejam cumpridas de forma eficaz. Além disso, no mercado também são ofertados serviços terceirizados que atendem aos propósitos de esterilização de materiais, caso a empresa ou instituição não tenha como realizá-los internamente.

Independentemente da forma de atuação – seja interna, seja externamente aos estabelecimentos –, qualquer serviço que realize o reprocessamento de materiais utilizados nas áreas de saúde e de beleza deve respeitar a legislação sanitária vigente e se adequar a ela, seguindo as boas práticas e os padrões estipulados pela Agência Nacional de Vigilância Sanitária (Anvisa), órgão que garante os adequados parâmetros de segurança em relação aos serviços utilizados pela sociedade, principalmente no que diz respeito à garantia da saúde e à prevenção de doenças.

Em razão da variedade de procedimentos que utilizam materiais que passam por métodos de esterilização, os estabelecimentos são fiscalizados constantemente, a fim de verificar se as práticas de cuidado e higienização dos instrumentais e equipamentos estão sendo devidamente adotadas, evitando os riscos à saúde e a contaminação por doenças como HIV, tétano e hepatites B e C, entre outras; e garantindo, assim, aos profissionais e a seus clientes, a segurança e a qualidade nos serviços.

Considerando tal contexto, esta publicação visa atender à necessidade de aprimoramento dos profissionais, auxiliando-os a compreender e atuar nas etapas de processamento e esterilização de artigos, dada a importância dos centros de esterilização na prevenção de doenças que podem ser veiculadas por artigos inadequadamente reprocessados. Dessa forma, nos capítulos seguintes serão apresentadas as principais características dos ambientes destinados a esse fim e das equipes que realizam o trabalho, demonstrando os procedimentos executados em cada etapa da limpeza e esterilização dos materiais e os cuidados necessários em cada área, além de apresentar as normas e os principais parâmetros a serem seguidos de acordo com a legislação atual.

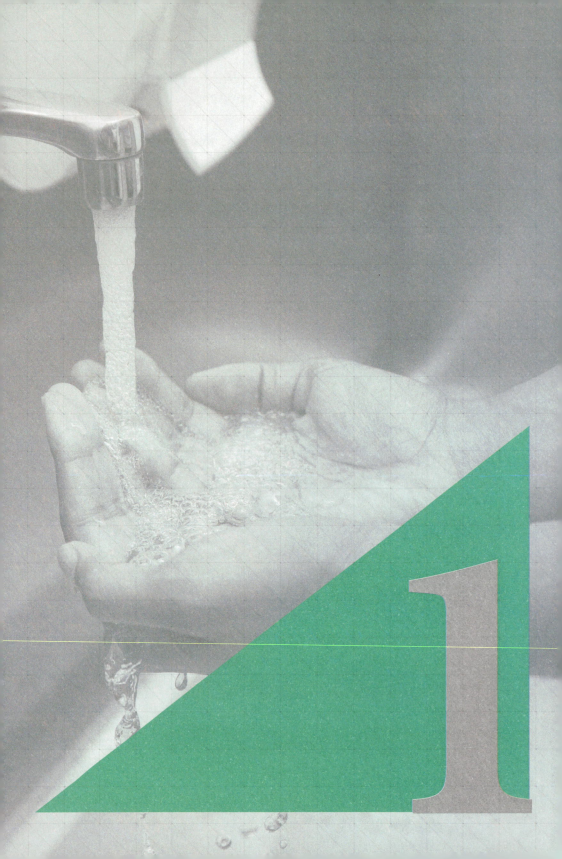

Esterilização e biossegurança na atuação profissional

Os profissionais que atuam no setor de esterilização prestam assistência de forma indireta ao cliente, mas sua atuação tem grande importância para o atendimento como um todo.

Conforme orientação do Centro de Vigilância Sanitária (2012, p. 5), em consonância com a Anvisa, além do cuidado com o uso de determinados produtos, para prestar esses serviços é imprescindível ter noções de higiene e estar a par dos processos de desinfecção de utensílios, instrumentos e equipamentos, conhecendo as possibilidades e os riscos de transmissão de doenças. Assim, independentemente da área de atuação – seja na saúde, seja no setor de beleza e estética –, são necessários profissionais qualificados para compreender a importância de cada etapa executada, a fim de propiciar o adequado processamento dos artigos utilizados.

A seguir serão apresentados com mais detalhes alguns segmentos e profissões que envolvem procedimentos de esterilização e biossegurança. Os profissionais descritos devem ter, entre suas atribuições, o cuidado com o processo de limpeza, embalagem, esterilização, armazenamento e estocagem dos instrumentais utilizados em suas respectivas áreas de atuação, de forma que garantam segurança aos próprios profissionais e a seus clientes.

Figura 1.1 – Áreas que realizam procedimentos de esterilização

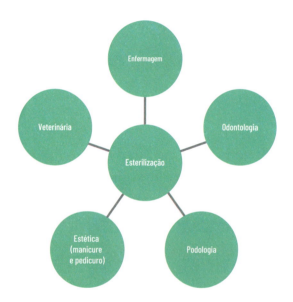

Área de beleza

De acordo com a Associação Brasileira da Indústria de Higiene Pessoal, Perfumaria e Cosméticos (2014), diversos fatores têm contribuído para a ascensão do mercado da beleza no Brasil, aumentando também a busca por profissionais qualificados e serviços inovadores. Dados do Serviço Brasileiro de Apoio às Micro e Pequenas Empresas (Sebrae) apontam que há cerca de 342 mil salões de beleza formalmente registrados no Brasil e, segundo um estudo de mercado publicado em 2017, a expectativa de crescimento para o setor é de 10,2% até 2019.[1]

Considerando esse contexto de expansão, é muito importante que os estabelecimentos, bem como os profissionais que nele atuam, não percam de vista a segurança de seus clientes, oferecendo sempre serviços que estejam em concordância com as normas regulamentadoras vigentes e com as recomendações da Anvisa, principalmente nos quesitos de higiene e biossegurança.

Entre os profissionais da área de beleza, os que praticam procedimentos de esterilização são principalmente manicures, pedicuros e barbeiros. Os barbeiros devem usar lâminas descartáveis, mas o suporte da lâmina (navalha) deve ser esterilizado. A seguir daremos mais detalhes sobre a atuação de manicures e pedicuros.

Manicures e pedicuros

Por lidarem com materiais perfurocortantes e entrarem em contato direto com partes do corpo humano e com secreções que podem conter agentes infecciosos, manicures e pedicuros devem se atentar às práticas de higiene e aos cuidados antes, durante e após o atendimento, bem como ao manusear e efetuar a limpeza e esterilização de seus materiais, respeitando sempre as recomendações da Anvisa.

Conforme a indicação do Ministério da Saúde, destacada na Resolução RDC nº 15 da Anvisa, de 15 de março de 2012, os materiais perfurocortantes são considerados artigos críticos e necessitam de esterilização; sendo assim, alicates de cutícula e unha, espátulas, afastadores de cutícula, tesou-

---

1 Sebrae Bahia, "Comércio e serviços: salões de beleza e estética", 2017. Disponível em: https://m.sebrae.com.br/Sebrae/Portal%20Sebrae/UFs/BA/Anexos/Sal%C3%B5es%20de%20beleza%20na%20Bahia.pdf. Acesso em: 20-12-2017.

ras, cortadores de unhas e palitos metálicos que apresentam conformidade perfurocortante são obrigados a passar por esterilização. Materiais como palitos de madeira, saquinhos de embalar os pés e as mãos, lixas e protetores de plástico para bacias deverão ser descartáveis.

Área da saúde

Segundo Pianucci (2015, p. 33), os trabalhadores de saúde são definidos como

> [...] todos aqueles que se inserem direta ou indiretamente na prestação de serviços de saúde, no interior dos estabelecimentos de saúde ou em atividades de saúde, podendo deter ou não formação específica para o desempenho de funções referentes ao setor.
>
> Os profissionais de saúde que manipulam materiais com potencial de perfurar e cortar apresentam maior risco de acidentes.

Para garantir a segurança do paciente e do profissional, bem como a qualidade da assistência prestada, diversos procedimentos precisam ser adotados por todos os profissionais da saúde no que diz respeito à higiene e às medidas de proteção. Quanto à esterilização de artigos nos ambientes de saúde – tais como hospitais, clínicas, ambulatórios, consultórios médicos e unidades básicas de saúde –, o profissional de enfermagem costuma ser o responsável por essas atividades.

A complexidade dos processos e o alto custo de equipamentos e materiais exigem que esses profissionais sejam qualificados e preparados para atuar nos centros de esterilização. No ambiente hospitalar, por exemplo, uma correta atuação contribui para a diminuição dos índices de infecção hospitalar e do tempo de internação dos pacientes, reduzindo, consequentemente, os gastos para as instituições.

Enfermagem

Em 2015, a Fundação Oswaldo Cruz (Fiocruz) em parceria com o Conselho Federal de Enfermagem (Cofen) traçou o perfil da enfermagem no Brasil por meio de um levantamento com mais de 1,6 milhão de profissionais, identificando que esse setor hoje é composto por uma maioria de técnicos e auxiliares de enfermagem (80%), seguida pelos enfermeiros (20%). Esses profissionais estão fortemente inseridos no Sistema Único de Saúde (SUS), com atuação nos setores público, privado, filantrópico e de ensino.

No que diz respeito aos enfermeiros cuja atuação é voltada especificamente para a esterilização, a RDC nº 15, Artigo 27, Seção II destaca que todas as etapas do processamento de produtos para a saúde devem ser realizadas por profissionais que tenham tais atividades regulamentadas por seus conselhos de classe. Sendo assim, essas atividades estão regulamentadas pela lei do exercício profissional de enfermagem e amparadas pela Resolução Cofen nº 424/2012, que normatiza as atribuições dos profissionais de enfermagem em Centros de Materiais e Esterilização (CMEs) e em empresas processadoras de produtos para a saúde. De acordo com essa resolução, o enfermeiro deve realizar as ações de organização, planejamento, orientação e documentação das atividades, bem como o treinamento dos demais funcionários; cabendo ao técnico ou ao auxiliar de enfermagem executar as atividades sob sua supervisão.

Segundo Silva e Aguiar (2008, p. 381),

> [...] o trabalho do enfermeiro no CME é considerado um cuidado legítimo, na medida em que os enfermeiros que atuam na assistência direta ao cliente conseguem compreender que o invisível, representado pelo fazer do enfermeiro no preparo de materiais, é essencial para o visível que permeia o cotidiano de sua prática assistencial.

A área de atuação da enfermagem em esterilização amplia-se para além dos hospitais gerais e especializados: também podemos encontrar esse profissional atuando em centros de esterilização de postos de saúde (unidade básica de saúde – UBS); ambulatórios médicos especializados (AME); unidades de assistência médica ambulatorial (AMA) e unidades de pronto atendimento (UPA). Nesses ambientes, entre outras funções, o profissional de enfermagem realiza a esterilização de materiais que serão usados em curativos e pequenos procedimentos, como a sutura (pinças, cabos de bisturi, tesoura, etc.). No ambiente hospitalar, são considerados também os materiais utilizados em procedimentos cirúrgicos de baixa, média e alta complexidade.

Em todas essas situações, a carga biológica presente nos artigos deve ser retirada e o equipamento precisa passar por esterilização. Além disso, deve ser priorizada a adoção rigorosa de práticas de higiene e biossegurança, uma vez que nesses locais costuma circular uma carga maior de agentes contaminantes.

Veterinária

Em clínicas e serviços veterinários, o contato com a carga biológica presente nos instrumentais após os procedimentos realizados pode comprometer a saúde dos animais e dos profissionais envolvidos. Por isso, nesses ambientes também é essencial adotar as práticas de higiene e biossegurança e realizar a limpeza e desinfecção de todos os materiais utilizados, bem como de mesas de atendimento, equipamentos, etc. As fontes comuns de contaminação podem estar presentes principalmente em instrumentais cirúrgicos de conformação complexa que possuem estruturas inferiores a 5 mm, como nas pontas de aspiradores que possuam lúmens longos com orifícios finos.

Na maioria dos casos, as etapas de limpeza e esterilização costumam ser desempenhadas pelos auxiliares veterinários.

Podologia

O podólogo pode atuar em diversos locais, como clínicas especializadas, postos de saúde e salões de beleza, ou ainda como autônomo. Seu objetivo é cuidar da saúde dos pés como um todo, não se concentrando apenas na questão estética.

Por lidar com materiais perfurocortantes, o profissional que atua nesse segmento precisa efetuar os processos de esterilização em seus instrumentais – os quais compreendem, por exemplo, alicates, fresas e curetas –, visando evitar infecções oriundas da contaminação por sangue, por partículas de poeira dispersas pela pele durante o desbaste e o lixamento das hiperqueratoses, e pelo contato com infecções fúngicas ou bacterianas que podem acometer os tecidos. Por essa razão, os instrumentais devem ser adequadamente limpos e esterilizados, e também deve ser adotado o uso de artigos descartáveis (como é o caso das lixas) para cada cliente.

Saúde bucal

Durante os procedimentos realizados pela equipe de saúde bucal, é comum ocorrer a liberação de resíduos biológicos obtidos por secreções da cavidade oral, bem como por sangramentos. Visto que essa é uma das áreas corporais que contêm maior carga bacteriana, esses resíduos acabam expondo os profissionais envolvidos ao risco de contato com matéria orgânica contaminada durante os procedimentos e no preparo para a limpeza e esterilização dos instrumentais. Se não forem devidamente processados, esses artigos também podem contaminar outros pacientes. Portanto, é de extrema importância que os profissionais responsáveis se atentem às normas e recomendações de segurança.

Instrumentais como espelho clínico, cureta, escavador, pinças e seringas carpule, entre outros, devem ser devidamente limpos e esterilizados. Equipamentos como a cadeira e a mesa do dentista e o ambiente de atendimento como um todo também devem estar de acordo com as recomendações de higiene e biossegurança.

Segundo Torres (2009), os procedimentos de limpeza dos instrumentais cabem ao profissional auxiliar de saúde bucal.

Biossegurança na atuação profissional

O risco ocupacional pode ser definido como aquele a que os profissionais estão expostos no ambiente de trabalho ou durante sua atividade e que pode acarretar doenças ou acidentes. Como vimos, os serviços de saúde e beleza expõem os indivíduos que trabalham ou circulam nesses ambientes a riscos de várias origens. Os mais comuns são os causados pelo contato com materiais e resíduos biológicos, como sangue e hemoderivados, secreções, excreções e líquidos orgânicos; meios de cultura; tecidos e órgãos; resíduos alimentares, etc.; bem como resíduos de materiais perfurocortantes, como agulhas, lâminas, etc.

Os riscos químicos também estão presentes em virtude, por exemplo, da manipulação de medicamentos e produtos para a limpeza (como os agentes desinfetantes). Como exemplo, podemos citar substâncias como hipoclorito de sódio, ácido peracético e álcool.

A RDC nº 306/04 da Anvisa e a Resolução Conama nº 358/05 classificam os resíduos dos serviços de saúde em grupos, conforme ilustra o quadro a seguir:

Quadro 1.1 – Classificação de resíduos

GRUPO	RESÍDUO	IMAGEM
A	Placas e lâminas de laboratório, carcaças, tecidos orgânicos, bolsas de sangue e hemoderivados, órgãos, fetos e peças anatômicas (membros); resíduos alimentares, gases laboratoriais e banheiros de áreas de isolamento.	
B	Medicamentos, reagentes de laboratório, resíduos contendo metais pesados, produtos utilizados para a limpeza e desinfecção das áreas e artigos de saúde.	
C	Rejeitos radioativos.	
D	Resíduos que não apresentam risco biológico, químico ou radiológico à saúde ou ao meio ambiente, podendo ser equiparados aos resíduos domiciliares. Exemplos: sobras de alimentos e do preparo de alimentos, resíduos das áreas administrativas, etc.	
E	Materiais perfurocortantes: lâminas de barbear, agulhas, ampolas de vidro, pontas diamantadas, lâminas de bisturi, lancetas, espátulas, cateteres agulhados.	

Fonte: *adaptado de Anvisa (2006a).*

As principais doenças transmitidas por resíduos biológicos presentes nos grupos A e E são apresentadas no quadro a seguir.

Quadro 1.2 – Principais doenças transmitidas por resíduos biológicos

	Hepatite B	Hepatite C	HIV	Tétano
Agente causador	Vírus da hepatite B (HBV): vírus DNA da família *Hepadnaviridae*.	Vírus da hepatite C (HCV): vírus RNA da família *Flaviviridae*.	Vírus HIV-1 e 2: retrovírus da família *Lentiviridae*.	Bacilo gram-positivo *Clostridium tetani*, anaeróbio esporulado.
Transmissão	• Via sexual. • Transfusões de sangue. • Procedimentos médicos, odontológicos, podológicos ou estéticos (manicure e pedicuro) sem as adequadas normas de biossegurança. • Acidentes envolvendo perfurocortantes. • Hemodiálises sem as adequadas normas de biossegurança. • Transmissão vertical (mãe-filho). • Compartilhamento de objetos pessoais (como escova dental e lâminas de barbear). • Compartilhamento de seringas e de material para a realização de tatuagens e piercings.	• Via parenteral (sanguínea), principalmente indivíduos que receberam transfusão de sangue e/ou hemoderivados antes de 1993. • Compartilhamento de material para uso de drogas injetáveis, inaláveis e pipadas. • Tatuagem, piercings ou que apresentem outras formas de exposição percutânea. • A transmissão sexual pode ocorrer, principalmente, em pessoas com múltiplos parceiros e com prática sexual de risco acrescido (sem uso de preservativo).	• Via sexual (esperma e secreção vaginal). • Via parenteral (sanguínea) e vertical. • Via leite materno. • Recepção de órgãos ou sêmen de doadores não testados. • Acidentes com instrumentos perfurocortantes contaminados. • Compartilhamento de seringas e de material para a realização de tatuagens e piercings.	• Contato da pele ou de mucosas (por meio de ferimentos superficiais ou profundos) com terra, poeira, fezes de animais ou humanas contaminados.

(cont.)

Hepatite B	Hepatite C	HIV	Tétano
Prevenção Imunização contra a hepatite B, uso de preservativo nas relações sexuais e atenção às normas de biossegurança.	Não há vacina para Hepatite C. A prevenção é feita pelo uso de preservativo nas relações sexuais e pela atenção às normas de biossegurança.	Não há vacina para o HIV. A prevenção é feita pelo uso de preservativo nas relações sexuais e atenção às normas de biossegurança. Caso seja portadora do vírus HIV, a mãe não deve amamentar.	Imunização contra a difteria e o tétano (dT) e atenção às normas de biossegurança.

Fonte: *elaborado pela autora com base em Ministério da Saúde (2010).*

Miranda *et al.* (2017) coletaram dados do Sistema Nacional de Agravos de Notificação (Sinan) para uma pesquisa acerca de acidentes de trabalho com fluidos biológicos (ATFBs) – sangue ou outros fluidos corporais potencialmente contaminados – abrangendo o território nacional. Segundo os autores,

> [...] identificou-se que os trabalhadores mais acometidos pelos ATFBs com Ensino Médio completo foram os dentistas auxiliares e ajudantes de odontologia, com 42,0 casos a cada 1.000 trabalhadores-ano; seguidos por profissionais de nível médio de enfermagem e partos, com 38,3 casos a cada 1.000 trabalhadores-ano. Já entre as ocupações com Ensino Superior completo, os mais atingidos foram os veterinários, com DI de 17,9 casos a cada 1.000 trabalhadores-ano; seguidos pelos profissionais de enfermagem e partos, com 9,3 casos a cada 1.000 trabalhadores-ano. (MIRANDA *et al.*, 2017, p. 1119)

Do mesmo modo, Garbaccio e Oliveira (2015), em seu estudo realizado em Minas Gerais com manicures e pedicuros, apontam que 49,4% dos profissionais pesquisados já sofreram acidentes de trabalho com fluidos biológicos.

Informações obtidas por meio desses tipos de pesquisa possibilitam identificar a necessidade de explorar e difundir o conhecimento sobre biossegurança e sua relação com os ambientes de esterilização.

De acordo com a Organização Pan-Americana da Saúde (2010, p. 15):

> A biossegurança compreende um conjunto de ações destinadas a prevenir, controlar, mitigar ou eliminar riscos inerentes às atividades que possam interferir ou comprometer a qualidade de vida, a saúde humana e o meio ambiente. Dessa forma, a biossegurança caracteriza-se como estratégica e essencial para a pesquisa e o desenvolvimento sustentável, sendo de fundamental importância para avaliar e prevenir os possíveis efeitos adversos de novas tecnologias à saúde.

Portanto, para evitar riscos inerentes às funções mencionadas, é indispensável adotar, antes, durante e após o atendimento aos clientes e pacientes, algumas práticas relacionadas às precauções padrão universais, bem como aos equipamentos de proteção individual, os quais serão apresentados mais detalhadamente a seguir.

Precauções padrão universais

São denominadas assim as medidas adotadas para evitar o contato com resíduos contaminantes que contêm carga biológica, podendo causar doenças como as hepatites B e C, o tétano (provocado pela bactéria *Clostridium tetani*) e a aspergilose (provocada pelo fungo *Aspergillus fumigatus*), entre outras. O termo sobre as precauções padrão foi introduzido inicialmente em 1988, pelo *Centers for Disease Control and Prevention* (CDC) dos Estados Unidos, com o objetivo de prevenir a exposição dos profissionais de saúde aos vírus transmitidos pelo sangue (hepatites e HIV).

Uma das principais precauções que atendem à segurança do profissional e de seu cliente é a técnica de higienização das mãos. Quando realizada de forma correta, essa técnica pode salvar vidas, uma vez que é o primeiro passo para impedir a a difusão de infecções. Por essa razão, é imprescindível realizá-la nas seguintes situações:

- antes de organizar os materiais e equipamentos que vai utilizar;

- antes e depois de colocar as luvas;
- antes e depois de realizar qualquer procedimento em seu cliente;
- depois de entrar em contato com fluidos corporais;
- antes e depois de entrar em contato com superfícies próximas ao cliente.

A seguir são ilustradas as etapas para a correta higienização das mãos segundo a Organização Pan-Americana da Saúde, utilizando água e sabonete. A duração de todo o procedimento deve ser de 40 a 60 segundos.

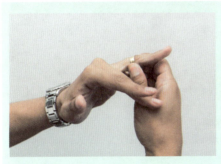

1. Mantenha sempre as unhas curtas e retire todos os adornos (anéis, relógios, pulseiras, etc.) antes de lavar as mãos.

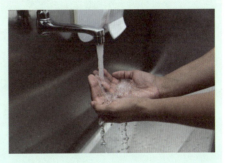

2. Molhe as mãos com água.

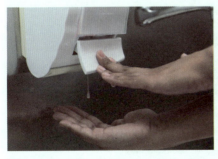

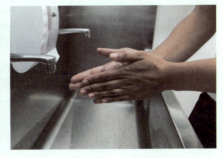

3. Passe o sabão na palma de uma das mãos e friccione-a contra a outra.

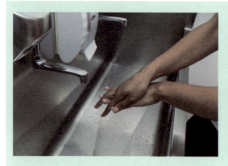
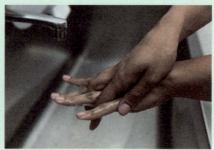

4. Friccione a palma de uma mão contra o dorso da outra, entrelaçando os dedos.

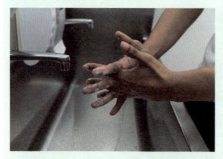
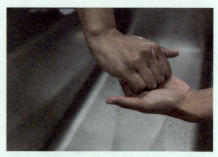

5. Junte as palmas das mãos e friccione uma contra a outra, entrelaçando os dedos.

6. Esfregue o dorso dos dedos de uma mão com a palma da mão oposta, fazendo movimentos de um lado para o outro. (Repita os movimentos para as duas mãos.)

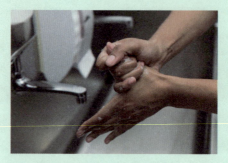

7. Friccione os polegares das duas mãos.

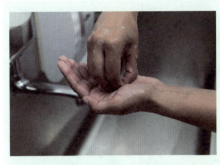 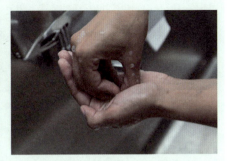

8. Feche uma mão, fazendo o formato de concha, e friccione a ponta dos dedos na palma da outra mão, fazendo movimentos circulares. (Repita os movimentos para as duas mãos.)

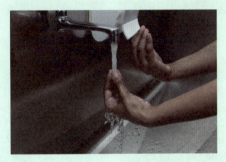

9. Enxague as duas mãos, deixando a água cair na direção da ponta dos dedos para o punho.

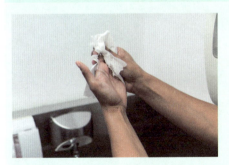 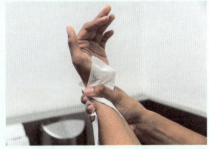

10. Seque as mãos com papel-toalha descartável, indo da ponta dos dedos para o punho. No caso de torneiras com fechamento manual, sempre utilize papel-toalha para não encostar no fecho e gerar nova contaminação.

Também é possível utilizar o álcool gel para higienizar as mãos. A duração de todo o procedimento deve ser de 20 a 30 segundos.

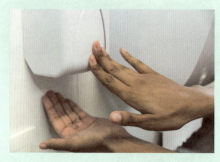

1. Aplique o álcool gel na palma de uma mão e friccione-a contra a outra.

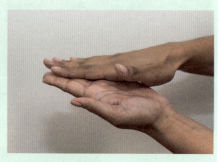

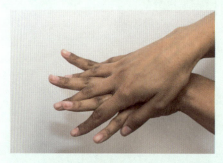

2. Friccione a palma de uma mão contra o dorso da outra, entrelaçando os dedos.

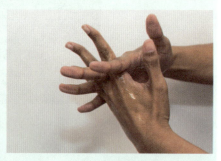

3. Junte as palmas das mãos e friccione uma contra a outra, entrelaçando os dedos.

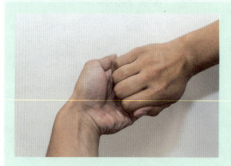

4. Esfregue o dorso dos dedos de uma mão com a palma da mão oposta, fazendo movimentos de um lado para o outro. (Repita os movimentos para as duas mãos.)

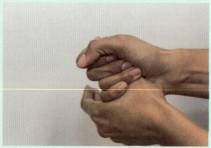

5. Friccione os polegares das duas mãos.

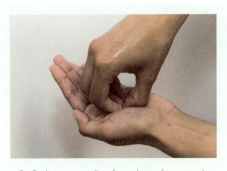
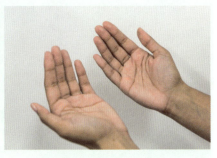

6. Feche uma mão, fazendo o formato de concha, e friccione a ponta dos dedos na palma da outra mão, fazendo movimentos circulares. (Repita os movimentos para as duas mãos.)

7. Espere o álcool secar naturalmente.

No entanto, vale ressaltar que, após repetidas aplicações do álcool, as mãos ficam com uma película grossa causada pelo acúmulo da substância, indicando a necessidade de lavar as mãos novamente com água e sabão.

> **OBSERVAÇÃO**
> Caso o funcionário apresente lesões nas mãos, ele não deve manusear os artigos em nenhuma das etapas de limpeza e esterilização em virtude do risco iminente de contaminação (para o profissional e também para os clientes); portanto, deve ficar afastado de suas atividades conforme a recomendação médica.

Equipamentos de proteção individual (EPIs)

Na legislação brasileira estão presentes as chamadas Normas Regulamentadoras (NRs), do Ministério do Trabalho e Emprego, relativas a segurança e saúde no trabalho, as quais devem ser cumpridas por empresas privadas e públicas, órgãos públicos e dos Poderes Legislativo e Judiciário, que possuam empregados regidos pela Consolidação das Leis do Trabalho

(CLT). Entre elas, as normas destacadas a seguir apresentam aspectos relacionados à biossegurança:

Quadro 1.3 – Principais Normas Regulamentadoras relativas à biossegurança

NR 6 – Equipamento de Proteção Individual	Estabelece o uso dos EPIs, que são dispositivos ou produtos de uso individual destinados à proteção do trabalhador contra riscos diversos. São exemplos de EPIs: máscaras, luvas, protetores auriculares, etc.
NR 17 – Ergonomia	Dispõe sobre a adaptação das condições de trabalho às necessidades dos trabalhadores, de modo a proporcionar conforto, segurança e desempenho eficiente.
NR 32 – Segurança e saúde no trabalho em serviços de saúde	Trata das medidas de segurança e saúde que devem ser adotadas no trabalho em serviços de saúde. A norma inclui um guia técnico que trata de riscos biológicos.

Os equipamentos de proteção individual (EPIs) servem para proteger a integridade física dos trabalhadores e são regulamentados pela Lei nº 6.514, de 22 de dezembro de 1997. Essa lei também define que a empresa é obrigada a fornecer gratuitamente os EPIs aos funcionários.

Com base no Anexo I da NR 6, e considerando também a NR 32, que trata especificamente do trabalho em serviços de saúde, são elencados a seguir os principais EPIs que os profissionais da área de limpeza e esterilização precisam utilizar de acordo com o setor e o ambiente em que atuam:

Quadro 1.4 – Equipamentos de proteção individual de acordo com a sala/área de atuação nos serviços de saúde

SALA/ÁREA	ÓCULOS DE PROTEÇÃO	MÁSCARA	LUVAS	AVENTAL IMPERMEÁVEL	PROTETOR AURICULAR	ROUPA PRIVATIVA	CALÇADO FECHADO
Recepção	X	X	X	X (Manga longa)		X	X (Impermeável e antiderrapante)
Limpeza	X	X	X (De borracha, cano longo)	X (Manga longa)	X	X	X (Impermeável e antiderrapante)
Preparo, acondicionamento, inspeção		X	X		Se necessário	X	X
Desinfecção química	X	X	X (De borracha, cano longo)	X (Manga longa)		X	X (Impermeável e antiderrapante)

Fonte: *adaptado da Resolução RDC nº 15, de 15 de março de 2012.*

Figuras 1.2 e 1.3 – Diferentes tipos de protetores faciais: máscara cobre-rosto (à esquerda) e máscara cirúrgica facial com visor (à direita)

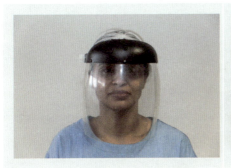
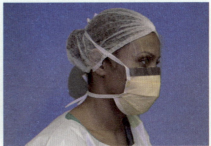

Figura 1.4 – Equipamentos de proteção individual

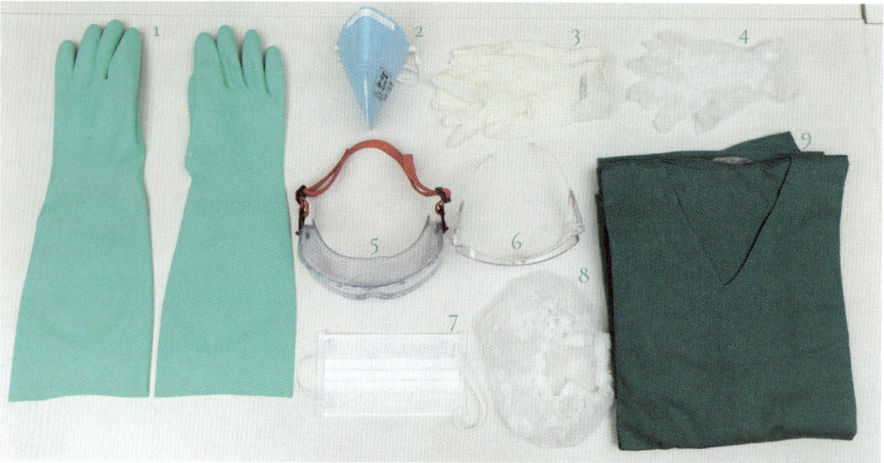

Legenda:
1 = Luvas de borracha (cano longo);
2 = Máscara facial descartável N-95;
3 = Luva descartável de látex;
4 = Luva descartável de vinil;
5 e 6 = Óculos de proteção;
7 = Máscara cirúrgica descartável;
8 = Touca descartável;
9 = Roupa privativa.

Figura 1.5 – Calçado fechado emborrachado (impermeável e antiderrapante)

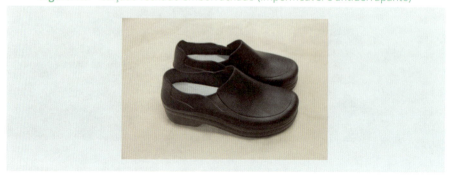

Os mesmos recursos (EPIs) muitas vezes são empregados em áreas diversas da saúde e da estética com o intuito de assegurar as boas práticas e manter a biossegurança.

Vacinação

Além dos EPIs, outra importante forma de prevenção de doenças é a vacinação, fornecida gratuitamente na rede pública de saúde, a qual todos os trabalhadores das categorias discutidas nesta obra devem receber. De acordo com a Sociedade Brasileira de Imunizações (SBIM), as principais vacinas indicadas aos profissionais que atuam com limpeza e esterilização de materiais são:

Quadro 1.5 – Vacinas indicadas

PROFISSIONAIS	Hepatite B	dT Dupla Adulto	Influenza	SCR Tríplice Viral	Raiva
Enfermeiros, técnicos e auxiliares de enfermagem	Sim	Sim	Sim	Sim	Não
Auxiliares veterinários	Sim	Sim	Sim	Sim	Sim
Podólogos	Sim	Sim	Sim	Sim	Não
Manicures e pedicuros	Sim	Sim	Sim	Sim	Não
Técnicos e auxiliares de saúde bucal	Sim	Sim	Sim	Sim	Não

Fonte: *elaborado com base em informações da Sociedade Brasileira de Imunizações (SBIM), 2017.*

As vacinas são recomendadas a todos os profissionais após os 20 anos de idade. Como são adultos, recebem as doses da hepatite B, dupla adulto, influenza e tríplice viral. A vacina da raiva é indicada apenas para os profissionais que apresentam risco de exposição, como é o caso dos que atuam no segmento veterinário, ou para indivíduos que sofrem exposição devido ao contato com animais não vacinados.

O quadro a seguir apresenta mais alguns detalhes sobre cada vacina.

Quadro 1.6 – Características das vacinas

VACINA	DOENÇA EVITADA	Nº DE DOSES	LOCAL DE APLICAÇÃO
Hepatite B	Hepatite B (causada por vírus)	3 doses. • Intervalo de 0, 2 e de 4 a 6 meses após a primeira visita	Intramuscular, aplicada no vasto lateral da coxa em crianças menores de 2 anos ou na região deltoide acima dessa faixa etária. A vacina não deve ser aplicada na região glútea.
Dupla Adulto (dT)	Difteria e tétano (causados por bactérias)	3 doses. • Reforço a cada 10 anos, por toda a vida. • Em caso de gravidez e na profilaxia do tétano após alguns tipos de ferimentos, deve-se reduzir esse intervalo para 5 anos.	Intramuscular, aplicada na região do deltoide, do glúteo ou do vasto lateral da coxa.
Influenza	Gripe (causada por vírus)	1 dose (anual).	Intramuscular, aplicada no vasto lateral da coxa em crianças menores de 2 anos de idade ou na região deltoide acima dessa faixa etária.
SCR (Tríplice viral)	Sarampo, caxumba e rubéola (causados por vírus)	2 doses (de 20 a 29 anos) ou1 dose (de 30 a 49 anos).	Via subcutânea.
Raiva	Raiva (causada por vírus)	Para pré-exposição: 3 doses, nos dias 0, 7 e 28	Via intramuscular.
Febre amarela	Febre amarela (causada por vírus)	Dose única	Via subcutânea.

Fonte: *elaborada com base em informações da norma técnica do programa de imunização da Sociedade Brasileira de Imunizações (SBIM) – Centro de Vigilância Epidemiológica do Estado de São Paulo (2017-2018).*

Vale lembrar que nem todas as doenças podem ser evitadas com o uso das vacinas (por exemplo, a hepatite C e o HIV); por essa razão, a utilização dos equipamentos de proteção individual é essencial, a fim de evitar a exposição aos agentes biológicos.

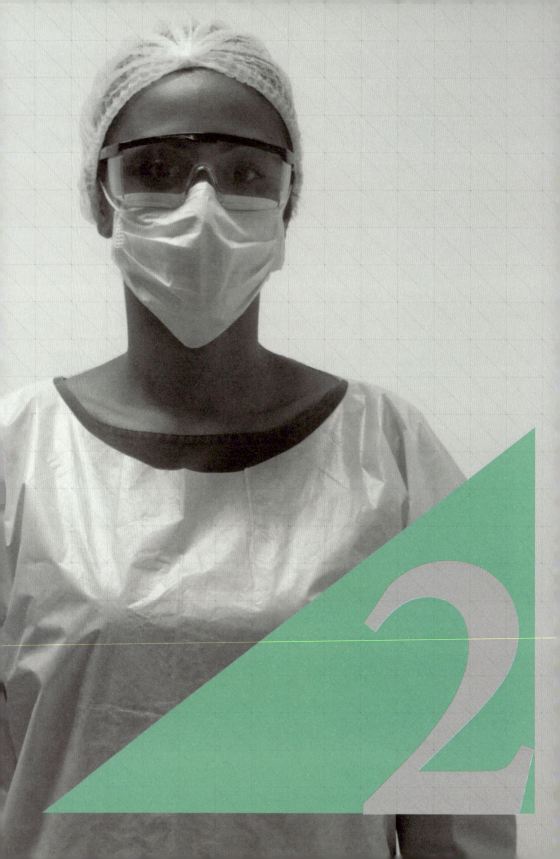

Estrutura do Centro de Materiais e Esterilização (CME)

O principal objetivo para a existência de um centro de esterilização é fornecer equipamentos e instrumentais em quantidade adequada e com qualidade, isto é, livres de contaminação, para garantir a prevenção contra infecções e o cuidado com a saúde e o bem-estar de profissionais e clientes envolvidos nos diferentes segmentos de atuação.

Esses ambientes devem apresentar um grau de adequação arquitetônica em relação à sua função, uma vez que a configuração da estrutura física é muito importante para prevenir o risco de infecção cruzada e a contaminação do ambiente e dos indivíduos que ali atuam.

Neste capítulo, portanto, trataremos mais detalhadamente de como são classificados e como devem ser estruturados os Centros de Materiais e Esterilização para que o processamento dos artigos possa ser feito de forma eficaz e completa.

Classificação dos CMEs

A Resolução RDC nº 15 da Anvisa, de 15 de março de 2012, que dispõe sobre os requisitos e as boas práticas para o processamento de produtos para a saúde, classifica os CMEs em duas categorias, conforme apresentadas no quadro a seguir:

Quadro 2.1 – Classificação dos CMEs

	CME CLASSE I	CME CLASSE II
Atuação	Realiza o processamento de produtos para a saúde não críticos, semicríticos e críticos de conformação não complexa, passíveis de processamento.	Realiza o processamento de produtos para a saúde não críticos, semicríticos e críticos de conformação complexa e não complexa, passíveis de processamento.
Localização	Consultórios, ambulatórios e unidades básicas de saúde.	Hospitais.

Fonte: *adaptado de SOBECC (2013, p. 5)*.

Os CMEs foram classificados dessa maneira em virtude do tipo e da complexidade dos materiais, equipamentos e procedimentos utilizados em cada ambiente. Por exemplo, nos hospitais são realizados procedimentos cirúrgicos mais complexos, que demandam maior variedade de recursos e instrumentais, exigindo, portanto, que a instituição tenha uma unidade para receber todos os instrumentais considerados críticos e semicríticos a fim de proceder com sua limpeza e esterilização, justificando a necessidade de ser um CME de classe II. Já nas unidades básicas de saúde e nos demais locais que concentram atividades de nível primário de atenção à saúde são realizados pequenos procedimentos, como a retirada de pontos, que não exigem uma estrutura física mais ampla como a dos hospitais nem a grande variedade de instrumentos complexos; portanto, nesses ambientes é suficiente o CME de classe I.

Quanto aos tipos de materiais, considera-se de conformação não complexa aqueles que apresentam diâmetro maior que 5 mm em suas estruturas e cujas superfícies podem ser alcançadas facilmente com a escova durante o processo de limpeza manual. Os materiais de conformação complexa, por sua vez, apresentam tamanho inferior a 5 mm, o que dificulta o alcance das escovas, podendo levar a falhas no processo de limpeza do instrumental.

Figura 2.1 – Instrumentais de conformação complexa

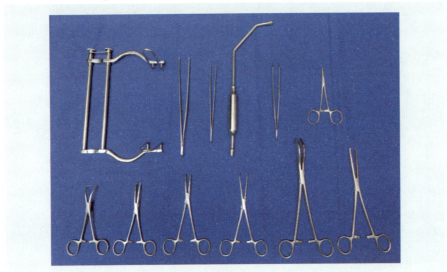

Figura 2.2 – Ranhuras em uma pinça kocher (conformação complexa): locais de acúmulo de resíduos

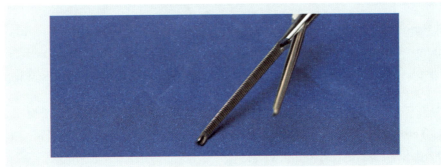

Figura 2.3 – Ponta de aspirador (conformação complexa): material canulado e de extremidade reduzida que apresenta difícil acesso para a limpeza

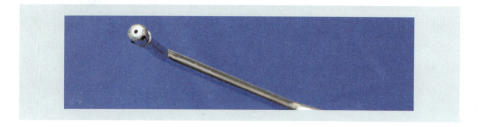

Figura 2.4 – Instrumentais de conformação não complexa

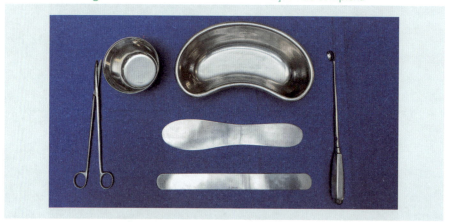

Características físicas dos CMEs

A Resolução RDC nº 50, de 21 de fevereiro de 2002, dispõe sobre o regulamento técnico para as etapas de planejamento, programação, elaboração e avaliação de projetos físicos de estabelecimentos assistenciais de saúde.

As recomendações em relação às características da estrutura física são:

- **Teto:** deve ser de cor clara e coberto com tinta lavável. Não é recomendado o uso de forro removível.

- **Paredes:** devem ser de cor clara e cobertas com tinta lavável, revestidas de materiais que suportem a limpeza úmida frequente.

- **Piso:** deve ser nivelado, de cor clara, construído com materiais que suportem a limpeza úmida frequente e a aplicação de agentes químicos de limpeza.

- **Iluminação:** deve ser artificial, sem ofuscamento ou sombras.

- **Bancadas:** devem ser constituídas com material não poroso, resistente à limpeza úmida e ao uso de produtos saneantes.

- **Ventilação:** deve possibilitar a circulação, a renovação de ar e o sistema de exaustão do calor em virtude da temperatura das autoclaves.

- **Janelas:** devem permitir a entrada de luz natural, porém devem estar fechadas e isoladas de modo a impedir a entrada de insetos.

Quanto aos salões de beleza e outros estabelecimentos ligados à estética, as referências técnicas da Anvisa (2009c, p. 7) definem que estes também devem adotar alguns critérios, como:

> As paredes e o teto do estabelecimento deverão ser revestidos ou pintados com material liso, resistente e impermeável; piso de material antiderrapante, resistente, impermeável e de fácil higienização.
>
> [...]
>
> A iluminação e a ventilação deverão ser natural e/ou artificial de forma a proporcionar adequadas condições de segurança e conforto.
>
> [...]
>
> Bancadas fixas ou móveis para apoio das atividades, com acabamento liso, impermeável, resistente, lavável, de fácil higienização.

As características estruturais adotadas em ambos os serviços devem, portanto, facilitar a limpeza e a descontaminação do ambiente, propiciando um local de atendimento seguro.

No que diz respeito à estrutura das áreas destinadas especificamente à limpeza e à esterilização dos materiais, de acordo com a Seção IV da RDC nº 15, de 15 de março de 2012, as seguintes recomendações devem ser seguidas nos CMEs dos serviços de saúde e em todas as empresas envolvidas no processamento de produtos para a saúde:

> Art. 44. O CME Classe I deve possuir, minimamente, os seguintes ambientes:
>
> I – Área de recepção e limpeza (setor sujo);
>
> II – Área de preparo e esterilização (setor limpo);
>
> III – Sala de desinfecção química, quando aplicável (setor limpo);
>
> IV – Área de monitoramento do processo de esterilização (setor limpo);
>
> V – Área de armazenamento e distribuição de materiais esterilizados (setor limpo).
>
> Art. 45. O dimensionamento das áreas do CME Classe I deve ser efetuado em função da demanda e dos métodos de processamento utilizados.
>
> Art. 46. O CME Classe I deve possuir, no mínimo, barreira técnica entre o setor sujo e os setores limpos.
>
> Art. 47. O CME Classe II e a empresa processadora devem possuir, minimamente, os seguintes ambientes:
>
> I – Sala de recepção e limpeza (setor sujo);
>
> II – Sala de preparo e esterilização (setor limpo);
>
> III – Sala de desinfecção química, quando aplicável (setor limpo);
>
> IV – Área de monitoramento do processo de esterilização (setor limpo);
>
> V – Sala de armazenamento e distribuição de materiais esterilizados (setor limpo).
>
> [...]
>
> Art. 48 Para o CME Classe II e na empresa processadora é obrigatória a separação física da área de recepção e limpeza dos produtos para saúde das demais áreas.

Como visto anteriormente, a norma recomenda a separação das áreas por barreira física, a qual pode ser feita, por exemplo, pelas paredes ou, no caso de hospitais, pelos próprios equipamentos, cujo porte é maior. Esses equipamentos são fixos na parede e contêm portas duplas que permitem a entrada do material no setor sujo e sua saída diretamente no setor limpo, tendo como objetivo evitar o cruzamento do material.

A barreira técnica, por sua vez, é definida pela norma como um "conjunto de medidas comportamentais dos profissionais de saúde visando à prevenção de contaminação cruzada entre o ambiente sujo e o ambiente limpo, na ausência de barreiras físicas" (ANVISA, 2012a).

Vale lembrar que o regulamento da RDC nº 15 não abrange o processamento de produtos para a saúde realizados em consultórios odontológicos, consultórios individualizados e não vinculados a serviços de saúde, bem como unidades de processamento de endoscópios, serviços de terapia renal substitutiva e serviços de assistência veterinária. Entretanto, a RDC nº 50 e as normas da Anvisa relativas à odontologia já apresentam algumas diretrizes específicas nesse sentido, que também são utilizadas em outros serviços.

Para os salões de beleza e centros de estética, a Anvisa (2009c, p. 8) dispõe que:

> 5.14 O ambiente destinado ao processamento de artigos deverá dispor de pia com bancada para limpeza de materiais e bancada para o preparo, a desinfecção ou a esterilização de materiais.
>
> 5.15 Quando não houver sala para processamento de material, esta atividade poderá estar localizada em uma área dentro da sala de procedimentos, desde que estabelecida barreira técnica.
>
> 5.16 Os estabelecimentos deverão disponibilizar área específica para guarda de materiais esterilizados dotada de armário exclusivo fechado, limpo e livre de umidade, bem como área específica para materiais limpos e instrumentais não esterilizados, que deverão ser acondicionados em recipiente fechado, limpo e livre de umidade.

A seguir são apresentados dois exemplos de plantas físicas de CMEs de pequeno e grande porte, demonstrando a disposição das respectivas áreas.

Figura 2.5 - Exemplo de planta física de um CME de pequeno porte (comum em unidades básicas de saúde, consultórios odontológicos, etc.)

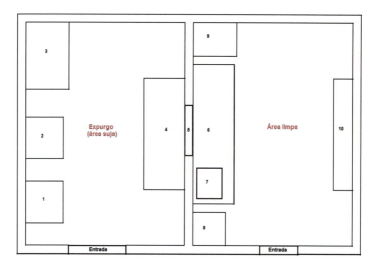

1 e 2 = Pias de cuba funda;
3 = Lavadora ultrassônica;
4 e 6 = Bancadas de apoio;
5 = Janela para passagem do material para a área limpa;
7 = Seladora térmica;

8 = Armário para embalagens;
9 = Autoclave;
10 = Armário para guardar materiais esterilizados (arsenal).

Em ambientes hospitalares, a recepção dos materiais no CME pode se dar por meio do elevador monta-carga contaminado, utilizado exclusivamente para transportar os artigos provenientes das outras unidades do hospital para o setor de expurgo sem passar pelas áreas comuns. Quando o hospital não dispõe desse equipamento, o material é transportado ao CME em gabinetes fechados, com rodízio, identificados como contaminados. Após o processo de limpeza, acondicionamento e esterilização, os materiais são distribuídos de volta às unidades pelo elevador monta-carga limpo, ou são transportados novamente dentro dos gabinetes com rodízio com a identificação material limpo ou esterilizado.

Figura 2.6 – Exemplo de planta física de um CME de característica hospitalar

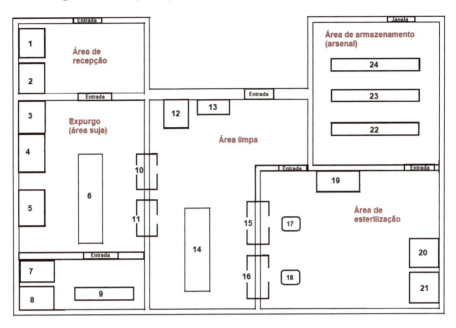

1 e 2 = Elevadores monta-carga contaminados;
3 e 4 = Pias para lavagem manual;
5 = Lavadora ultrassônica;
6 = Bancada para inspeção;
7 e 8 = Pias para desinfecção;
9 = Bancada para inspeção;
10 e 11 = Termodesinfectadoras com portas duplas;
12 = Armário de embalagens;
13 = Seladora térmica;
14 = Bancada para empacotamento;
15 e 16 = Autoclaves (vapor úmido) com portas duplas;
17 e 18 = Carrinhos com rodízio para transporte do material;
19 = Autoclave com peróxido de hidrogênio;
20 e 21 = Elevadores monta-carga limpos;
22, 23 e 24 = Prateleiras para armazenamento de materiais (arsenal).

Áreas do CME

Independentemente do segmento em que está inserido, o princípio da configuração de um CME e dos processos realizados é que estes devem sempre seguir um fluxo unidirecional, impedindo que o material contaminado entre em contato com o material limpo e esterilizado.

A figura a seguir representa o sentido que os materiais devem seguir após sua entrada no CME e quais processos são realizados em cada etapa.

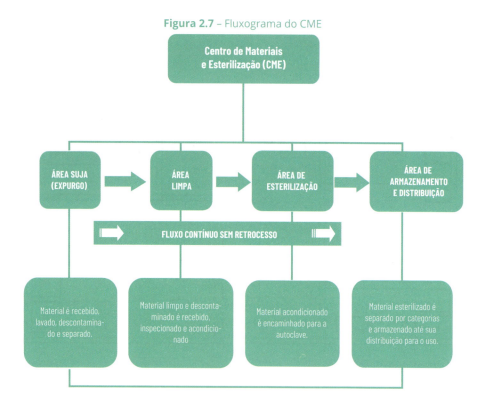

Figura 2.7 – Fluxograma do CME

Área de recepção (localizada dentro do expurgo)

É o local de recebimento de materiais contaminados principalmente com resíduos biológicos (sangue, gordura, secreções, excreções, etc.), geralmente contendo alta carga de matéria orgânica. Por conta disso, acaba sendo a área com maior risco de contaminação.

O profissional que atuar na área de recepção deve utilizar todos os EPIs, que são:

- gorro (touca) impermeável e descartável;
- protetor facial ou óculos e máscara cirúrgica descartável;
- roupa privativa, principalmente no ambiente hospitalar ou em serviços com grande circulação de materiais;

- avental impermeável;[1]
- luvas emborrachadas resistentes e de cano longo;
- protetor auricular (em virtude do ruído emitido por pistolas de ar comprimido);
- calçado impermeável ou bota emborrachada.

Figura 2.8 – Profissional usando EPI completo

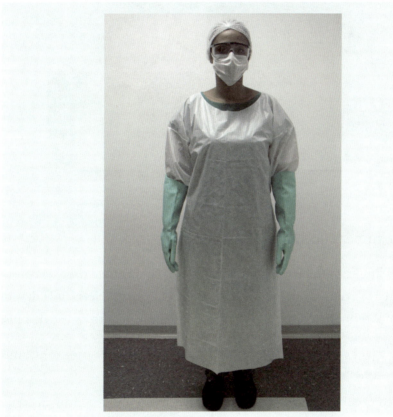

Os artigos devem ser recebidos e conferidos sob uma bancada limpa, impermeável e com boa iluminação, para que sejam verificadas a integridade

---

[1] Segundo a RDC nº 15, o avental deve ser de manga longa e o profissional deve estar protegido com luvas de cano longo.

do material e a ausência de componentes, como também a necessidade de manutenção ou troca de peças. Deve-se descartar os materiais perfurocortantes usados nas caixas de resíduo infectante.

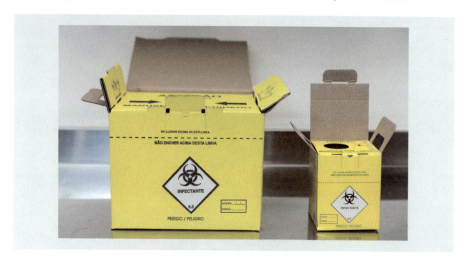

Figura 2.9 – Caixas para descarte de material ou resíduo perfurocortante

Área de limpeza (localizada dentro do expurgo)

A área de limpeza também representa um local com grande risco de contaminação em virtude da presença de resíduos biológicos. Nessa área devem ser seguidos os mesmos critérios da área de recepção quanto ao uso de EPIs.

Para que sejam executadas as etapas de limpeza são necessários os seguintes recursos:

- Pias com cubas fundas e torneiras que apresentem pontos de água quente e fria.
- Escovas com cerdas macias e tecidos descartáveis, que não promovam ranhuras no instrumental, para realizar a limpeza mecânica.

- Pistolas de limpeza para água e ar comprimido.
- Lavadoras ultrassônicas e termodesinfectadoras com jatos de água pressurizados e controle da temperatura da água.
- Máquinas secadoras.

> **OBSERVAÇÃO**
>
> A quantidade de equipamentos varia de acordo com os tipos e com a demanda dos serviços de saúde. Em salões de beleza, clínicas veterinárias e odontológicas, por exemplo, são essenciais as pias com cubas fundas, as escovas para a limpeza e as lavadoras ultrassônicas; os demais equipamentos costumam ser utilizados em ambientes hospitalares em virtude da alta demanda, principalmente de artigos cirúrgicos.

Área de desinfecção (localizada dentro do expurgo)

Essa área somente existe nos casos em que o serviço exige, e deve ser exclusiva para esse fim. Devem ser utilizadas duas bancadas com pias de cuba profunda, sendo uma para a limpeza e outra para o enxágue do material desinfetado. Os produtos devem ser imersos totalmente na solução desinfetante e podem ser usados baldes com cestos vazados para facilitar a imersão e a retirada dos materiais da solução. Todos os materiais devem ser imersos ao mesmo tempo, ou seja, não podem ser colocados outros produtos posteriormente no mesmo cesto. É importante respeitar a diluição e o tempo de exposição recomendado pelo fabricante de cada material.

Figura 2.10 – Área suja (expurgo) de um CME de centro odontológico

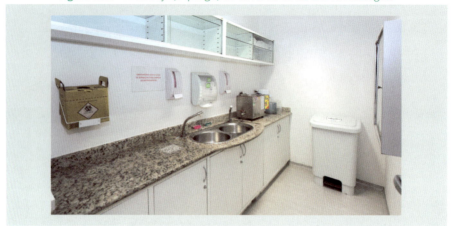

Área limpa

Nessa área realizam-se as etapas de inspeção visual e de seleção e acondicionamento dos materiais, identificando-os para a posterior esterilização. Deve-se testar, por exemplo, a afiação e a precisão de tesouras e alicates de cutícula, bem como a funcionalidade dos demais artigos. Quando necessário, deve-se utilizar lubrificante ou encaminhar o material deficiente para a manutenção.

Também é necessário realizar o acondicionamento adequado do material, selecionando o melhor tipo de embalagem e fazendo a selagem da forma correta.

Área de esterilização

Nessa área é realizada a etapa de esterilização dos materiais por meio das autoclaves, utilizando vapor saturado sob pressão e, em alguns casos, peróxido de hidrogênio.

É importante utilizar indicadores de desempenho – como os integradores químicos – no interior das embalagens de esterilização para testar a eficácia dos procedimentos a cada ciclo do dia.

Figura 2.11 – Área de esterilização de um CME de centro odontológico

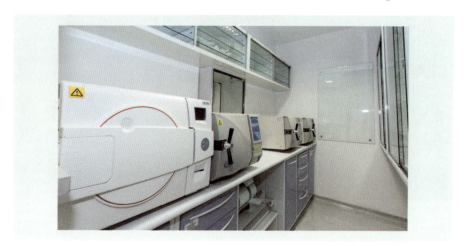

Área de armazenamento e distribuição de materiais esterilizados

Também denominado de arsenal, trata-se do local em que o material esterilizado é estocado para a posterior distribuição. Deve conter prateleiras removíveis, feitas de material resistente, que facilitem a visualização dos itens estocados.

Segundo a SOBECC (2013), não é recomendado deixar materiais de pesos diferentes uns sobre os outros, para não danificar a embalagem externa e comprometer sua integridade.

Também é muito importante manter um acompanhamento rigoroso dos prazos de validade da esterilização de todos os produtos e materiais estocados.

Figura 2.12 – Área de armazenamento e distribuição (arsenal) de um CME de ambiente hospitalar

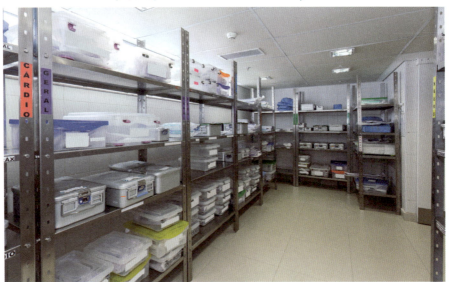

Ressalta-se que, independentemente do tipo de serviço – seja na área de saúde, seja na de beleza –, todas as etapas de processamento devem ser realizadas; o que diferencia o tempo empregado para a limpeza de cada material é a quantidade de matéria orgânica aderida ao artigo. Se compararmos, por exemplo, um instrumental denominado fresa – utilizado na área de cirurgia ortopédica em um ambiente hospitalar – a um alicate de cutícula ou outro artigo utilizado na odontologia, será possível notar que as fresas contêm maior carga de contaminação em virtude da quantidade de matéria orgânica impregnada no instrumental; por isso, acabam levando mais tempo em seu processamento.

Os capítulos seguintes evidenciarão mais detalhadamente as atividades realizadas e os cuidados que devem ser adotados em cada uma das etapas desenvolvidas no CME.

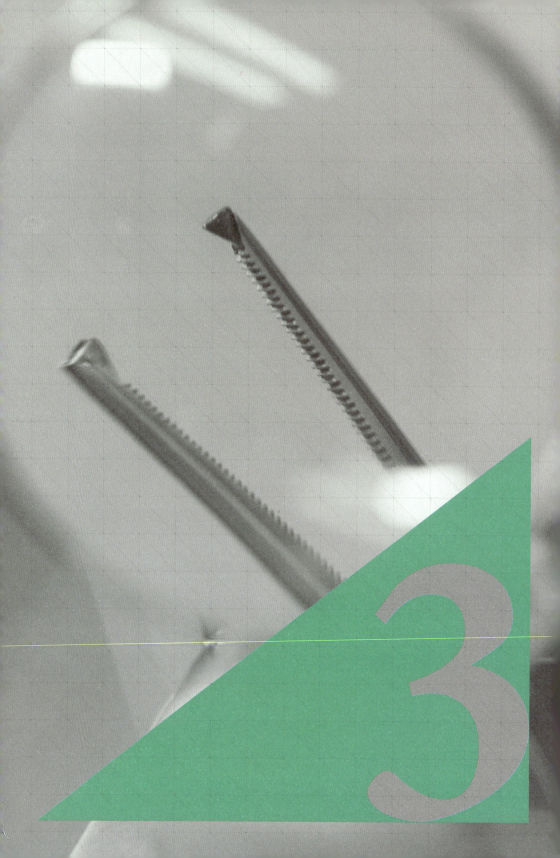

Processamento de artigos: expurgo (recebimento, limpeza, desinfecção e inspeção)

Como vimos, o setor de expurgo é a área do Centro de Materiais e Esterilização (CME) destinada às etapas de recepção, identificação, separação, descontaminação, limpeza e desinfecção de materiais nos estabelecimentos de saúde e de estética. Por isso, todo artigo cujo reprocessamento é recomendado,[1] depois de utilizado, deve ser encaminhado ao CME e, ao dar entrada nesse setor, deve ser reconhecido, conferido, separado e registrado.[2]

Por ser considerada uma área suja, o expurgo deve ser isolado das demais por uma barreira física ou técnica (ver pág. 42)

---

1 Existem materiais que podem ser reprocessados e outros que são de uso único (devem ser descartados). No Brasil, sabe-se que o reprocessamento de materiais de uso único é muito discutido e envolve diversas áreas da saúde. A Anvisa tem demonstrado cada vez mais preocupação pelo assunto e proibiu o reprocessamento nesses casos, por meio da Consulta Pública nº 98, por saber que essa prática ainda pode existir.

2 Lembrando que em todos os setores geradores de resíduos dos serviços de saúde devem ser aplicados os regulamentos e as normas de processamento de materiais de acordo com a recomendação da RDC nº 15, de 2012.

e ser extremamente restrito quanto à circulação de pessoas para evitar a contaminação. O profissional que atua nesse setor, especialmente ao realizar a limpeza do material, deve estar devidamente paramentado com os EPIs adequados.

O expurgo é uma área que depende de empenho e de uma gestão competente, e deve estar interligado à organização dos setores da instituição como um todo. O reconhecimento das instituições de saúde acerca da importância dessa área, bem como as transformações tecnológicas – que trazem métodos de organização mais eficientes – são fatores que proporcionam maior agilidade e facilitam a identificação e o controle dos materiais, garantindo melhoras no tempo de desempenho das funções e evitando transtornos e eventuais falhas que possam colocar os clientes em risco.

A seguir serão especificadas as principais atividades realizadas no setor de expurgo.

Recepção, verificação e separação de materiais

Ao chegarem ao setor de expurgo, os materiais devem ser recebidos, conferidos e avaliados quanto à durabilidade e funcionalidade. Para garantir a qualidade da assistência a ser oferecida ao cliente, quando a integridade do material está comprometida ele deve ser enviado à manutenção preventiva ou corretiva.

Em seguida, devem ser separados os materiais pesados dos mais frágeis, respeitando os critérios de classificação para determinar o processamento adequado, ou seja, se será manual ou automatizado. Por fim, os artigos devem ser desmontados, se necessário, e preparados para as próximas etapas.

Com base no risco de contaminação que apresentam, esses materiais podem ser divididos em três categorias, conforme especificado no quadro a seguir.

Quadro 3.1 – Classificação de Spaulding

Materiais críticos	São os produtos utilizados em procedimentos invasivos, que realizam penetração de pele, mucosa, tecidos subepiteliais e vasculares, e que exigem esterilização de materiais. Exemplos: instrumentais cirúrgicos, instrumentos odontológicos, alicates de cutícula, cortadores de unha, afastadores e palitos de metal.
Materiais semicríticos	São os produtos que entram em contato com superfícies íntegras, porém colonizadas, que exigem desinfecção de alto nível ou, em alguns casos, o processo de esterilização. Exemplos: materiais de assistência ventilatória.
Materiais não críticos	São os produtos que entram em contato com a pele íntegra ou não íntegra, exigindo limpeza e/ou desinfecção em seguida. Exemplos: comadres e papagaios.

Fonte: *adaptado de SOBECC (2009, p. 191).*

A identificação dos materiais como críticos, semicríticos ou não críticos é feita de forma visual e, portanto, é necessário que o profissional conheça o tipo de material e sua função para determinar os procedimentos corretos de reprocessamento a que ele será submetido, para não modificar suas características nem sua qualidade.

Receber, separar e identificar os materiais pode parecer um processo simples, que não requer grandes cuidados, mas na realidade exige muita atenção e conhecimento por parte do profissional. É muito importante fazer também a diferenciação dos artigos de uso único daqueles que poderão ser reprocessados para seguirem de maneira adequada, livrando os clientes de prejuízos e riscos. Os documentos de Procedimentos Operacionais Padrão (POP) elaborados pelas empresas geralmente descrevem as maneiras como essas tarefas devem ser executadas para auxiliar o profissional e garantir que sejam realizadas de forma padronizada.

O processo de separação e controle da quantidade de materiais recebidos, observando o tempo previsto de entrada e saída do artigo, além de facilitar a identificação pode também contribuir para melhorar o planejamento e a organização do setor de processamento como um todo. Além disso, o gerenciamento desses artigos de maneira padronizada, seguindo as normas, as rotinas e a utilização adequada pelos profissionais é importante para a previsão e a provisão de materiais, permitindo, assim, suprir, programar e prever os procedimentos assistenciais de acordo com as necessidades de cada setor e especialidade, garantindo a assistência até mesmo em situações inesperadas.

Nessa etapa, o sistema de controle – que antes era feito apenas por contagem simples e anotação – atualmente já pode ser feito por um sistema informatizado, que inclui a anexação de código de barras nas caixas, bem como anéis de resina, pintura ou etiquetas e fitas coloridas autoclaváveis nos produtos e materiais, de forma a identificá-los. Esse sistema, no entanto, não é totalmente desprovido de problemas: existe, por exemplo, o risco de determinadas fitas acumularem matéria orgânica ou desprenderem durante a utilização, por isso é importante avaliar o melhor método a ser adotado em cada caso e testar sua qualidade.

Limpeza de materiais

A limpeza é um processo essencial para remover e eliminar microrganismos, resíduos e sujeira dos materiais, e deve ser realizada após todos os procedimentos feitos nos serviços de saúde e estética.

Durante cirurgias ou procedimentos de podologia, por exemplo, contanto que sejam observados alguns cuidados, os artigos podem ser limpos e devolvidos à mesa do instrumentador para que o cirurgião ou podólogo continue a usá-los durante o procedimento (o que também é importante para facilitar a posterior remoção de sujeira dos materiais no setor de expurgo); mas, para isso, os profissionais devem ser conscientizados e capacitados a deixar os artigos sem presença de sangue, secreção ou resíduos ressecados. Para esse tipo de limpeza é importante utilizar compressas embebidas em água destilada, e não em soro fisiológico, pois o soro poderá danificar os instrumentais, causando corrosão. Após a cirurgia, esses materiais devem ser encaminhados ao CME para a limpeza e esterilização completa.

Na etapa de limpeza a que os materiais são submetidos dentro do setor de expurgo, o primeiro passo é a desmontagem dos artigos, desconectando seus componentes e imergindo-os em solução detergente ou desincrostante para a descontaminação prévia,[3] o que faz com que o material esteja seguro para o manuseio e para que os testes de uso sejam realizados (os quais podem ser feitos até mesmo durante a imersão). Vale ressaltar que essa descontaminação prévia é apenas a primeira etapa do processo de limpeza: ao reduzir a carga biológica, ela diminui o risco de contaminação; mas não significa que o material esteja seguro o suficiente para utilizar no paciente.

Após a descontaminação prévia, há dois métodos a serem adotados: a limpeza manual e a automatizada.

Limpeza manual

Com os materiais desmontados e abertos, recomenda-se realizar a fricção de todas as partes seguindo a direção das ranhuras dos materiais ou as serrilhas na parte serrilhada (quando houver), por pelo menos cinco vezes em cada região, utilizando esponjas ou escovas com cerdas macias e produtos que não danifiquem ou afetem a integridade desses artigos.

Para garantir a eficácia da limpeza, as escovas e esponjas necessitam ser limpas e armazenadas depois de secas, caso sejam reutilizáveis, ou desprezadas, se descartáveis. Também é importante garantir que os materiais não sofram danos e não acumulem resíduos de detergentes enzimáticos ou outros desinfetantes, nem matéria orgânica.

---

3   Existe quem defenda que iniciar a descontaminação prévia de materiais utilizando detergentes alcalinos, detergentes enzimáticos ou outros produtos antes da limpeza mecânica ou manual gera algumas vantagens, como amolecer os resíduos, facilitando sua remoção; no entanto, tal eficácia ainda necessita ser comprovada, pois muitos consideram que essa prática apenas acarreta o desgaste do profissional, além de utilizar tempo e recursos desnecessariamente.

Esse método de limpeza requer profissionais capacitados para realizar todo o processo manualmente, o qual costuma ser demorado e minucioso. Dependendo do caso, pode ser aplicado apenas em materiais mais delicados e complexos, pois requer técnica de manuseio e aumenta o custo do processo, exigindo mais profissionais e insumos.

Figura 3.1 – Limpeza manual de instrumentos

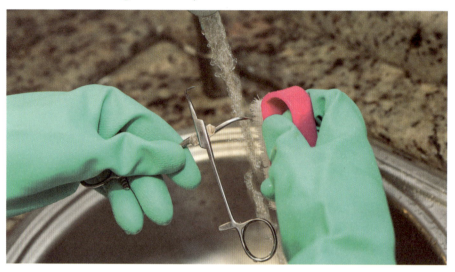

Conforme recomenda o artigo 67 da RDC nº 15, a limpeza manual dos materiais deve ser complementada pela limpeza automatizada, feita em lavadora ultrassônica ou em outro equipamento de eficácia comprovada.

Limpeza automatizada

É um método de limpeza que utiliza equipamentos de tecnologia cada vez mais avançada. As lavadoras utilizadas nos CMEs são as ultrassônicas e as termodesinfectadoras (que funcionam por jato de água sob pressão). É importante lembrar que esses equipamentos devem estar registrados no

Ministério da Saúde como próprios para limpeza de materiais em estabelecimentos de saúde e estética.

Lavadora ultrassônica

Nas lavadoras ultrassônicas, as ondas sonoras se propagam pela água formando bolhas que geram minúsculas áreas de vácuo, promovendo a retirada da sujidade com a ajuda dos detergentes. A maioria dos materiais que passam por esse processo também já passou pela limpeza prévia de forma manual. Também há materiais para os quais não é recomendado esse tipo de processamento, como as óticas de cirurgias por vídeo.

Para iniciar o processo, a lavadora ultrassônica deve ter a cuba preenchida com detergente seguindo a diluição recomendada pelo fabricante. Antes de colocar os artigos na cuba, eles devem ser separados de acordo com o tipo de material e com sua composição, observando também a capacidade de carga do equipamento.

A escolha do detergente a ser utilizado nesse processo é um fator extremamente importante, pois existem no mercado vários tipos – como os enzimáticos (que degradam matéria orgânica e facilitam sua remoção), os neutros, os ácidos e os alcalinos –, bem como uma variedade de fabricantes e marcas. Antes de escolher, deve-se sempre observar se são certificados e registrados pela Anvisa para uso em estabelecimentos de saúde e estética, além de levar em consideração a indicação de uso pelo fabricante de acordo com a composição do material. (Para materiais óticos, por exemplo, devem-se utilizar detergentes neutros, tendo em vista a grande capacidade que os outros tipos têm de fixar resíduos nos materiais e deixar as óticas opacas.)

Também é recomendada a troca do detergente a cada uso ou de acordo com a recomendação de seu fabricante, para não diminuir a eficácia do produto. Ao final do processo, deve-se enxaguar os artigos com água tratada em abundância.[4]

Figura 3.2 – Lavadora ultrassônica

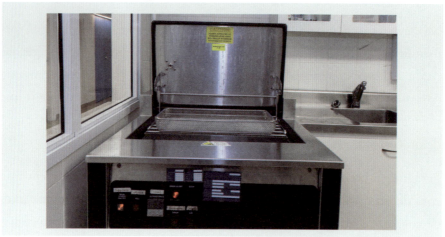

Figura 3.3 – Lavadora ultrassônica de pequeno porte

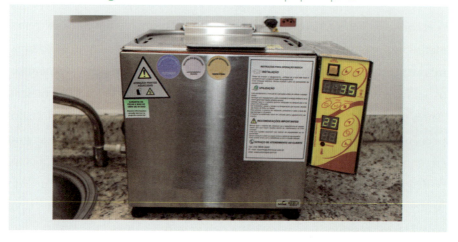

---

4 São várias as tecnologias para o tratamento da água, que pode ser feito por meio de deionização, de osmose reversa, de destilação ou utilizando abrandadores e filtros de sedimentos.

Figura 3.4 – Instrumentos imersos em solução com detergente na lavadora ultrassônica

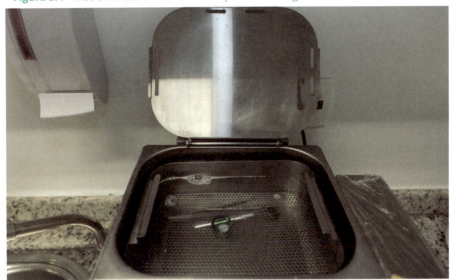

Depois de passar pelas lavadoras ultrassônicas, o processo de secagem dos materiais deve ser realizado com pistolas de ar comprimido, máquinas secadoras ou panos de cor clara que não liberem resíduos de tecido (os quais podem danificar os materiais delicados ou causar riscos em sua superfície).

Termodesinfectadora

Nas termodesinfectadoras, a limpeza é feita por meio de jatos de água sob pressão que removem a sujidade pela ação da força em locais de difícil acesso para diversas escovas. Ao final de cada processo, os materiais devem ser enxaguados com água deionizada,[5] destilada ou água de osmose reversa[6] em abundância. Para garantir a durabilidade do material e sua segurança, deve-se sempre utilizar água adequada, caso contrário os materiais e artigos podem sofrer processos de desgaste e até corrosão.

---

5 Água deionizada é aquela que recebe tratamento para remover sais ao passar por resinas.

6 A água de osmose reversa recebe tratamento para remover sais, bactérias e toxinas produzidas pela membrana externa de algumas bactérias. Possui elevado nível de pureza.

Além da lavagem e do enxague, a termodesinfectadora também realiza a secagem e a desinfecção dos artigos. O equipamento seca os materiais por meio de jatos de ar comprimido, porém alguns ainda podem sair molhados e, por isso, precisam ser secados manualmente. A umidade pode favorecer o crescimento de microrganismos e a formação de biofilme,[7] ocasionados por resíduos ou impurezas da água.

Materiais como circuitos ventilatórios, que são lavados e desinfetados pelas termodesinfectadoras, devem seguir o processo de secagem com jatos de ar comprimido que evitam a recontaminação do material.

As lavadoras de descarga são outro tipo de termodesinfectadoras utilizadas para materiais como frascos para drenagem, papagaios, etc. Elas também são usadas no setor de expurgo das unidades de internação em hospitais e, além da limpeza, realizam a desinfecção de artigos não críticos.

Figura 3.5 – Lavagem automática realizada em uma termodesinfectadora

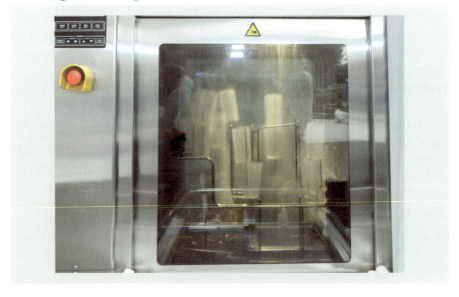

---

7   É chamada de biofilme a camada de matérias orgânicas e inorgânicas não removida adequadamente dos materiais, mesmo após a limpeza.

A limpeza é um passo muito importante para garantir a qualidade do material e deve sempre ser seguida pelas etapas de desinfecção e/ou esterilização. Para escolher o melhor processo, deve-se ter conhecimento do tipo de procedimento utilizado com aquele material e do local de uso do artigo.

Desinfecção

A desinfecção é outro processo que visa eliminar os microrganismos nas superfícies dos artigos, sendo indicado, de acordo com Spaulding, "para produtos semicríticos que entram em contato com membranas e mucosas colonizadas ou com pele não íntegra (...)" (GRAZIANO; SILVA & PSALTIKIDIS, 2011, p. 168). No entanto, também é recomendada a desinfecção de alguns materiais não críticos para evitar a contaminação.

Não existe um único produto que atenda a todos os requisitos de qualidade desejados para a desinfecção dos artigos, por isso é importante realizar testes que comprovem sua eficácia e mantenham a segurança do material. Os testes devem ser realizados e registrados para garantir o padrão e a validade do processamento. Esses registros devem ficar guardados por pelo menos cinco anos, garantindo a relevância do processo e a rastreabilidade do item desinfetado e monitorado (ver capítulo 6 sobre controle de qualidade e indicadores no processamento de artigos).

Também vale ressaltar que, para uma desinfecção eficaz, é importante que o processo de limpeza tenha sido realizado corretamente, exigindo uma equipe treinada para separar materiais de acordo com sua classificação. A estrutura, os equipamentos e os produtos utilizados também podem afetar a adequação do processo.

De acordo com o alcance de sua ação, o processo de desinfecção pode ser classificado em três níveis:

- **Desinfecção de alto nível:** elimina microrganismos vegetativos e alguns esporos.

- **Desinfecção de médio nível:** elimina bactérias vegetativas, fungos e vírus, além do bacilo tuberculínico.

- **Desinfecção de baixo nível:** elimina bactérias vegetativas, alguns vírus e alguns fungos. Nesse nível não ocorre a eliminação de esporos ou de micobactérias.

Conforme a Consulta Pública nº 34 da Anvisa, de 3 de junho de 2009, após a limpeza, os produtos utilizados na assistência ventilatória, no mínimo, devem ser submetidos à desinfecção de alto nível.

O tipo de desinfecção também pode ser classificado de acordo com o processo utilizado para a destruição de microrganismos. Nesse caso, consideram-se os métodos:

- **Químico:** age pelo uso de desinfetantes em contato com o material. Exemplo: ácido peracético, entre outros.

- **Físico:** a desinfecção é feita por ação térmica, como em máquinas pasteurizadoras e termodesinfectadoras.

A escolha do processo de desinfecção depende da característica do material. Para garantir a eficiência, deve-se sempre respeitar as regras e normas estabelecidas pelas legislações.

Desinfecção química

Consiste na imersão (manual) dos materiais dentro de um recipiente com a substância desinfetante, respeitando-se as características da substância e a diluição recomendada pelo fabricante. De acordo com a RDC nº 35, de 16 de agosto de 2010, para esse processo deve-se escolher um desinfetante com ação antimicrobiana que tenha sido aprovado pela Anvisa. Os princípios ativos do desinfetante devem ser adequados para cada tipo de microrganismo e característica do material, considerando o espectro de ação, a toxicidade, a indicação, o poder de corrosão, a capacidade de não deixar manchas, o custo, a estabilidade, a facilidade de uso, o tempo de contato com o material, entre outros aspectos.

De acordo com o artigo 90 da RDC nº 15, recomenda-se também que os parâmetros dos desinfetantes sejam monitorizados por meio de indicadores de efetividade, como concentração e pH, no mínimo uma vez ao dia e antes do início das atividades.

A seguir são citados alguns exemplos de substâncias desinfetantes.

- **Ácido peracético:** desinfetante de alto nível, possui ação rápida e poder de desnaturação de proteínas, destruindo as bactérias. É um produto de baixa toxicidade que desinfeta materiais semicríticos, porém sua desvantagem é a corrosão que provoca em materiais feitos de latão, cobre e aço, entre outros.

- **Peróxido de hidrogênio:** produto de alto nível de desinfecção, germicida de ação esporicida. Ainda não existem dados para afirmar sua toxicidade.

- **Cloro:** o produto mais utilizado é o hipoclorito de sódio, cuja ação ocorre pela união de vários fatores, como a oxidação de enzimas, a quebra de DNA, entre outros. Costuma apresentar baixo custo, ação rápida e baixa toxicidade, dependendo das concentrações utilizadas. O contato com matéria orgânica pode causar corrosão, odor forte e irritabilidade. Requer atenção e enxágue do material submetido com água abundante para evitar danos ao profissional caso entre em contato, pois pode causar reação alérgica. É bastante utilizado na desinfecção de materiais de inaloterapia.

- **Álcool:** desinfetante de nível médio a baixo (dependendo do espectro de ação utilizado em cada material), pouco tóxico, que causa desnaturação de proteínas. É uma substância volátil. Pode danificar materiais ópticos, borrachas e alguns plásticos, endurecendo-os. Costuma ser utilizado na desinfecção de superfícies e de materiais não críticos e semicríticos.

- **Iodo:** é um desinfetante germicida de nível médio a baixo (dependendo do espectro de ação utilizado em cada material), com ação bactericida, virucida e micobactericida, que tem sido utilizado para a desinfecção de tanques de hidroterapia.

- **Fenóis:** são desinfetantes para produtos não críticos ou superfícies, porém podem ter efeito residual, com possibilidade de impregnar em materiais porosos e levar à irritação de tecidos.

- **Amônia:** desinfetante de nível médio a baixo (dependendo do espectro de ação utilizado em cada material) com capacidade de remover sujeira. É indicado para materiais não críticos em virtude de sua capacidade de formação de precipitado quando em contato com água dura (isto é, água com presença de sais – cálcio e magnésio).

- **Água eletrolisada:** é ácida e tem sido muito utilizada como método de desinfecção para produtos contaminados por fungos, bactérias, vírus, micobactérias e esporos. No entanto, antes de ser submetido ao processo de desinfecção com a água eletrolisada, o material deve ter sido rigorosamente limpo por meio de limpeza manual e automatizada.

- **Ortoftaldeído (OPA):** produto que age sobre a micobactéria. É contraindicado para a desinfecção de materiais utilizados para a ventilação em virtude do risco de efeito residual se não ocorrer enxágue em abundância, e por causar a irritação de mucosas das vias respiratórias e cistoscópios.

> **OBSERVAÇÃO**
>
> O **glutaraldeído** também é um desinfetante aldeído de alto nível, com amplo espectro de ação, porém pode fixar matéria orgânica quando o material não for adequadamente lavado e enxaguado, sendo considerado tóxico de acordo com alguns estudos. A Resolução SS nº 27, de 28 de fevereiro de 2007, instituiu medidas de controle sobre o uso dessa substância nos estabelecimentos assistenciais de saúde. Também é importante ressaltar que seu uso como esterilizante (por meio da imersão do material) e como desinfetante de materiais de assistência ventilatória e inaloterapia foi suspenso pela Anvisa de acordo com a Resolução RDC nº 31, de 11 de julho de 2011.
>
> Do mesmo modo, o **formaldeído,** desinfetante de nível alto e muito tóxico, que costumava ser utilizado para a desinfecção de capilares de hemodiálise e linhas, também teve seu uso proibido por causar reações adversas ao entrar em contato com o cliente se os materiais não forem enxaguados adequadamente e abundantemente (segundo a Resolução nº 91, de 28 de novembro de 2008, da Anvisa).

Após a exposição ao produto químico, o material deve ser retirado respeitando-se o tempo indicado para cada produto e as regras do fabricante.

Mais uma vez, é necessário que os equipamentos e os insumos sejam registrados pela Anvisa e sejam próprios para a desinfecção de materiais, sem causar danos à saúde.

Desinfecção física

O método de desinfecção física atua com a ação do calor nos materiais e possui algumas vantagens, como o fato de não deixar resíduos e ser atóxico, além de favorecer o monitoramento com o uso de testes indicadores e registros. Quando automatizado, minimizam-se as falhas humanas.

Esse tipo de desinfecção envolve equipamentos que permitem o processo de aquecimento de forma controlada, garantindo a eficácia do ciclo sem modificar as características dos artigos. Os equipamentos que realizam esses processos são as lavadoras termodesinfectadoras e as pasteurizadoras.

As lavadoras termodesinfectadoras, como já vimos, são aquelas que limpam e desinfetam materiais por jatos de água sob pressão associados a detergentes não espumantes, realizando as etapas de pré-lavagem, lavagem com detergente, enxague e, por fim, a desinfecção térmica com água quente ou vapor, bem como a secagem dos materiais. São equipamentos que agilizam o processamento dos materiais, podendo-se escolher qual será o melhor ciclo (se mais rápido ou mais demorado), com água quente ou morna, entre outras opções.

Para a montagem do ciclo, deve-se ter cuidado ao acondicionar os materiais dentro das cargas, obedecendo os critérios de exposição à água quente (deve-se permitir o contato da água com todas as partes do material). Ao final do processo, o material sai do equipamento pronto para ser embalado, garantindo segurança e boa apresentação. O local de manipulação desses materiais deve ser uma bancada limpa, de preferência com pano branco, que seja trocado diariamente ou a cada plantão, para que a inspeção possa ser feita de maneira adequada na próxima etapa.

Vale ressaltar a importância de usar água deionizada em todo o processo de desinfecção, para não afetar a ação do desinfetante e para não corroer ou danificar os materiais e equipamentos. Outra preocupação bastante importante está relacionada à montagem dos cestos em todos os processos, pois é necessário evitar o excesso de carga e os prejuízos ergonômicos.

As pasteurizadoras também são equipamentos que realizam a desinfecção com água quente, mas não costumam ser muito utilizadas pelas empresas por apresentarem risco de queimaduras ao manipular os materiais que saem quentes e que podem ser recontaminados.

Inspeção

Um método simples que ajuda a garantir a eficácia da técnica aplicada no material é o de realizar inspeções durante todo o processo, isto é, durante a limpeza, o enxágue, a secagem, após a desinfecção e até com o produto final dentro de embalagens, verificando métodos adequados de acondicionamento.

A inspeção visual é obrigatória e extremamente necessária, e deve ser feita sob uma iluminação adequada para garantir que os encaixes, as cremalheiras, as articulações, as ranhuras e as junções dos materiais estejam efetivamente limpos. Para essa verificação, também devem-se utilizar lupas ou lentes de aumento, de acordo com o Informe Técnico nº 01 da Anvisa, de 2009.

As articulações e cremalheiras são os locais em que é preciso ter mais critério durante a inspeção, pois podem acumular mais resíduos. Os materiais desmontáveis, caso seja necessário, devem receber lubrificantes próprios para garantir sua funcionalidade, de acordo com as recomendações dos fabricantes.

Figura 3.6 – Locais em que pode haver acúmulo de resíduos em um instrumental

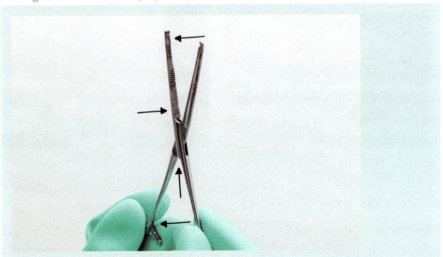

Durante essa etapa, também deve ocorrer novamente a verificação da capacidade funcional dos materiais e instrumentais, conferindo o corte e a existência de manchas, corrosão, desgastes, rachaduras, quebras, ranhuras, problemas de encaixe ou quaisquer outras situações que possam comprometer seu funcionamento. A qualidade da água e de determinados detergentes ou métodos inadequados utilizados para os processamentos são alguns dos fatores que podem causar esses problemas. Se não forem solucionadas, essas falhas podem gerar desgaste da equipe pela sobrecarga de trabalho e até mesmo iatrogenias (reações ou complicações inesperadas) ou danos ao cliente.

Por fim, deve-se fazer uma inspeção adequada para facilitar a não aderência de microrganismos ou a formação de biofilme, principalmente em virtude da má qualidade da água utilizada, entre outros fatores que podem dificultar a penetração dos agentes desinfetantes ou ainda a secagem e a garantia da qualidade do material.

Figuras 3.7 – Inspeção com lupa após a limpeza

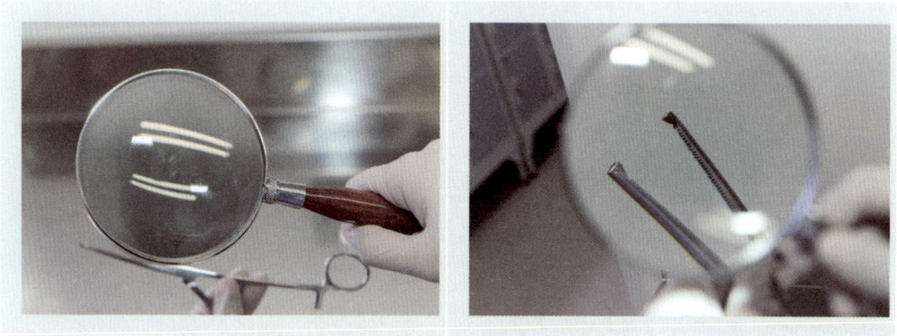

Atualmente, existem no mercado alguns testes químicos que formam bolhas ao entrar em contato com matéria orgânica. Por isso, esses testes tendem a contribuir para a eficácia da inspeção, identificando sujidades difíceis ou impossíveis de visualizar no material durante a limpeza. Sendo assim, essa etapa poderá ser devidamente registrada como método de parâmetro da qualidade do processo e do monitoramento, visto que alguns materiais são de difícil limpeza.

É recomendado que os profissionais não conversem sobre os materiais durante essa etapa, ou conversem o mínimo possível, para evitar nova contaminação; e que as bancadas sejam limpas e desinfetadas diariamente com álcool ou outro desinfetante, mantendo-se um tecido de cor clara sobre elas para facilitar a visualização de sujeira nos materiais.

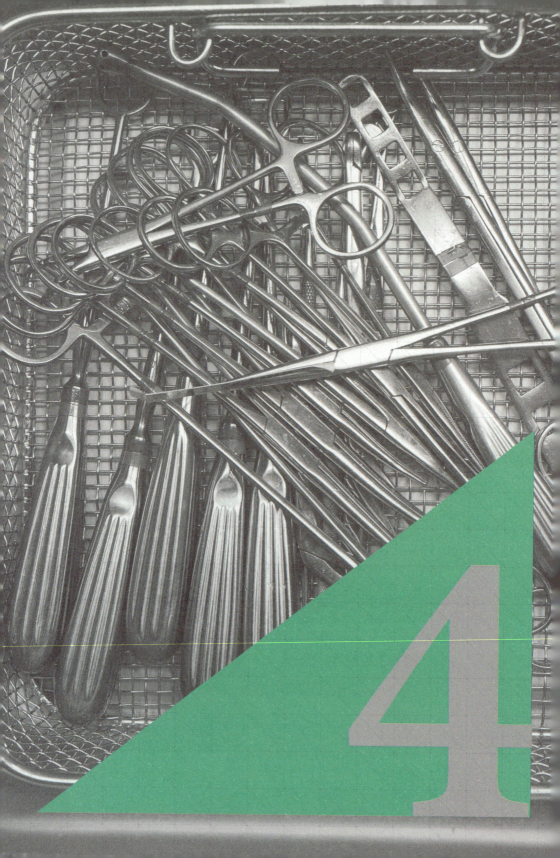

Processamento de artigos: área limpa (inspeção, acondicionamento, empacotamento e identificação)

Após o processo de descontaminação realizado no setor de expurgo, o material passará pela chamada área limpa do CME, dentro da qual é submetido a uma nova inspeção visual de modo a garantir, uma vez mais, que o artigo continue o processo sem qualquer resíduo contaminante. Em seguida, ele chega à etapa de acondicionamento, que envolve a seleção da embalagem, a selagem, o empacotamento e a identificação antes de ser encaminhado para a área de esterilização.

Inspeção

A inspeção nessa etapa tem por objetivo avaliar se ainda é possível identificar a presença de matéria orgânica no artigo.

Caso seja encontrada, o material deverá retornar ao expurgo e passar novamente pela lavagem manual e/ou automatizada e por desinfecção.

Alguns cuidados que devem ser observados são:

- É importante realizar a higienização das mãos e manusear os instrumentais ainda usando luvas de procedimento, pois o material pode conter carga orgânica mesmo após a limpeza realizada no expurgo, e também para garantir que não sejam depositadas sobre o artigo qualquer gordura e/ou sujidade presentes nas mãos.
- As superfícies das bancadas devem ser limpas antes de se iniciar as tarefas, de modo a reduzir a sujidade no ambiente para que não haja contato com os artigos.
- Após a lavagem, alguns artigos podem apresentar resistência no manuseio devido à falta de lubrificação adequada. Porém, deve-se ter atenção e utilizar somente substâncias lubrificantes recomendadas e validadas pela Anvisa.
- Todo artigo deve ter sua funcionalidade e afiação testadas antes de ser acondicionado e esterilizado.

Figura 4.1 – Inspeção dos artigos na área limpa utilizando lupa de bancada (com iluminação de LED)

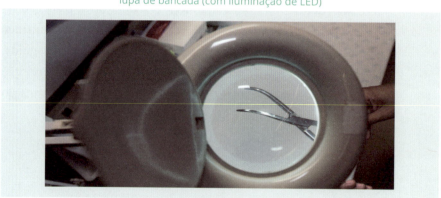

Acondicionamento

Seleção da embalagem

Para garantir a correta esterilização dos artigos, é necessário acondicioná-los em embalagens criteriosamente selecionadas. Todas devem seguir as recomendações da Associação Brasileira de Normas Técnicas (ABNT), estabelecidas por meio da Comissão de Estudos de Normatização de Embalagens. As recomendações imprescindíveis são:

- ser permeáveis ao ar para permitir a sua saída, bem como a entrada e a saída do agente esterilizante;
- possibilitar a secagem; e
- funcionar como uma barreira efetiva, de modo a não viabilizar a entrada de microrganismos.

O tipo de embalagem utilizado para o acondicionamento dos instrumentais depois de limpos deve levar em consideração as características dos artigos e o método que será empregado para a esterilização. Além das recomendações citadas anteriormente, os seguintes critérios devem ser observados quanto a embalagem:

- deve ser compatível com o tamanho dos artigos e com o processo de esterilização escolhido;
- deve garantir e manter a esterilização do conteúdo até sua abertura para uso;
- deve permitir o armazenamento e o transporte do conteúdo sem contaminação, protegendo-o também de danos físicos;
- deve permitir a integridade de selagem/fechamento de acordo com a temperatura da seladora;
- deve ser à prova de violação, resistindo a rasgos, furos e microfuros;
- deve funcionar como barreira microbiana e de líquidos;
- não deve conter ingredientes tóxicos;

- deve possuir registro no Ministério da Saúde/Anvisa;
- deve apresentar a impressão do indicador químico específico para cada tipo de esterilização;
- não deve liberar fibras ou partículas;
- deve apresentar facilidade de abertura conforme os princípios de técnica asséptica (ver página 90);
- deve ser utilizada de acordo com as instruções do fabricante.

Os tipos de embalagens comumente utilizados são: papel grau cirúrgico, papel grau cirúrgico para peróxido de hidrogênio, papel crepado ou encrespado, tecido não-tecido (também chamado de SMS ou manta de polipropileno), tecido de algodão cru (que pode ser simples ou duplo), caixa metálica e contêiner rígido. Também é comum utilizar a chamada cover bag (embalagem de proteção do material esterilizado) por cima das demais embalagens quando for preciso mantê-las acondicionadas por mais tempo.

Figura 4.2 – Tipos de embalagens

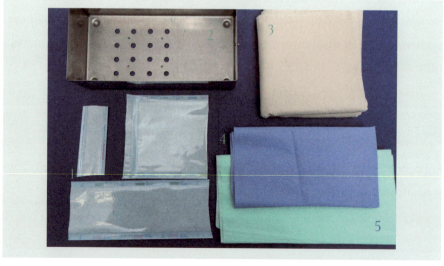

1. *Papel grau cirúrgico em diversos tamanhos;*
2. *Caixa metálica perfurada;*
3. *Tecido de algodão cru;*
4. *Tecido não-tecido;*
5. *Papel crepado.*

Figura 4.3 – Papel grau cirúrgico para peróxido de hidrogênio

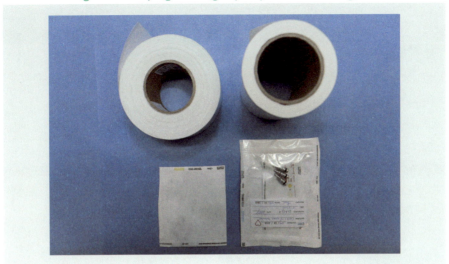

Figuras 4.4 e 4.5 – Contêiner rígido

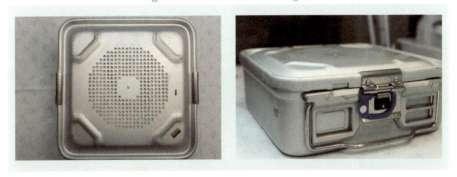

A seguir serão apresentadas algumas características físicas de cada embalagem, assim como os critérios que devem ser observados em sua utilização.

Quadro 4.1 – Características das embalagens e pontos de atenção[1]

TIPO DE EMBALAGEM	CARACTERÍSTICAS	PONTOS DE ATENÇÃO
Papel grau cirúrgico	• Embalagem descartável (de uso único) indicada para materiais pequenos e leves. • Comercializado em vários tamanhos. • Apresenta indicador químico de exposição (classe I). • Baixo custo e compatibilidade com quase todos os métodos de esterilização. • Possibilita a visualização do conteúdo. • Possui baixa resistência a rasgos e trações, por isso deve-se utilizar embalagem dupla[10] para materiais pesados, pontiagudos, muito leves ou de dimensões muito reduzidas. • Necessita de selagem térmica.	• Deve-se observar a temperatura de termosselagem recomendada pelo fabricante. • É importante não deixar fissuras e rugas ou provocar a queima do papel, pois isso comprometerá a integridade da embalagem, promovendo sua abertura dentro da autoclave. • Deve-se proteger as pontas dos artigos pontiagudos para não perfurar a embalagem (protetor de silicone). • Não é recomendável deixar o artigo muito solto no interior da embalagem. • Quando o artigo estiver em uma embalagem dupla, deve-se selar tanto a embalagem interna como a externa.
Papel grau cirúrgico para peróxido de hidrogênio	• Embalagem descartável (de uso único). • Apresenta alta resistência a tração e perfuração. • Apresenta indicador químico de exposição (classe I). • É repelente a líquidos. • Necessita de selagem térmica.	• Deve-se observar a temperatura de termosselagem recomendada pelo fabricante. • Por ser termossensível, não deve ser utilizado em autoclave a vapor saturado sob pressão. • Deve-se proteger as pontas dos artigos pontiagudos para não perfurar a embalagem (protetor de silicone). • É importante não deixar fissuras e rugas ou provocar a queima do papel, pois isso comprometerá a integridade da embalagem, promovendo sua abertura dentro da autoclave.

(cont.)

---

1 Nesses casos, colocam-se os artigos em duas embalagens (uma dentro da outra) para não correr o risco de rasgar em virtude da ponta do artigo, do peso ou do tamanho (quando muito pequeno, o artigo pode se perder durante a abertura do pacote).

TIPO DE EMBALAGEM	CARACTERÍSTICAS	PONTOS DE ATENÇÃO
Papel crepado ou encrespado	• Embalagem descartável (de uso único), biodegradável, flexível e maleável. • Pode ser de 1ª geração (100% celulose), 2ª geração (60% celulose, 20% fibras sintéticas e 20% aglutinantes) ou 3ª geração (mistura de celulose e fibras sintéticas, indicado para materiais de peso e volumes maiores). • Comercializado em folhas de diversos tamanhos. • Não apresenta indicador externo na embalagem. • Impossibilita a visualização do conteúdo interno. • Possui baixa resistência a tração. • Deve ser selado manualmente com fita-crepe e fita adesiva zebrada.	• Possui repelência parcial a líquidos, ou seja, caso algum líquido caia sobre ela, pode haver comprometimento da embalagem e, por consequência, da esterilização. • É incompatível com a esterilização feita com plasma de peróxido de hidrogênio. • Tem efeito memória, o que significa que apresenta marcas no papel após a esterilização; portanto, uma vez dobrado, não se readéqua a uma nova dobradura e deve ser descartado.
Tecido não-tecido (*Spunbonded Meltblown spunbonded* ou SMS)	• Embalagem descartável (de uso único). • Possui estrutura plana, flexível e porosa. • Proporciona resistência mecânica e barreira bacteriana. • Comercializado em folhas de vários tamanhos. • É repelente a líquidos. • Altamente resistente a tração. • Impossibilita a visualização do conteúdo interno. • Deve ser selado manualmente com fita-crepe e fita adesiva zebrada.	• Deve-se utilizar embalagem dupla para embalar caixas cirúrgicas pesadas e materiais pontiagudos.

(cont.)

TIPO DE EMBALAGEM	CARACTERÍSTICAS	PONTOS DE ATENÇÃO
Tecido de algodão cru	• Segundo a norma NBR 14.028, deve ser feito de 100% algodão com textura de 40 a 56 fios por cm². • É reutilizável. • Apresenta baixa repelência a líquidos. • Impossibilita a visualização do conteúdo interno. • Só pode ser utilizado em esterilização a vapor.	• Deve ser lavado a cada uso. • A instituição deve ter plano de substituição para deixar de usar o tecido de algodão, pois, para reutilizar, deve-se atentar ao estado da embalagem: se estiver cerzida, com remendos ou desgastes, sua utilização deverá ser suspensa. • Segundo estudos como o de Freitas *et al.* (2012), o algodão suporta até 65 reprocessos.
Caixa metálica perfurada inoxidável	• Embalagem permanente. • Pode ser feita de alumínio, aço, inox ou plástico. • Possui perfurações para a entrada e a saída de ar. • Comercializada em diversos tamanhos. • Altamente resistente a tração. • Não apresenta indicadores de processo permanentemente fixos à sua estrutura (entretanto, no momento da esterilização são colocados indicadores na parte externa da caixa, não exigindo cobertura adicional).	• Pode conter qualquer instrumental cirúrgico que não seja sensível à temperatura da autoclave a vapor. • Necessita passar por processo de empacotamento (em campo de algodão, SMS, grau cirúrgico ou papel crepado) antes de ser submetida à esterilização. • Não é permitido utilizar caixas sem furos em serviços de saúde.

(cont.)

TIPO DE EMBALAGEM	CARACTERÍSTICAS	PONTOS DE ATENÇÃO
Contêiner rígido	• Embalagem permanente. • Pode ser feito de alumínio, aço, inox ou plástico. • Possui perfurações para a entrada e a saída de ar. • Comercializado em diversos tamanhos. • Altamente resistente. • Não apresenta indicadores de processo permanentemente fixos à sua estrutura (entretanto, no momento da esterilização são colocados indicadores na parte externa da caixa, não exigindo cobertura adicional). • Apresenta alto custo.	• Pode conter qualquer instrumental cirúrgico que não seja sensível à temperatura da autoclave a vapor. • Demanda filtros de papel específicos e descartáveis, que precisam ser utilizados para permitir a entrada e a saída do vapor, protegendo o conteúdo interno. Há modelos que possuem válvulas reutilizáveis no lugar de filtros de papel, e também modelos com ambos os tipos. • Não é permitido utilizar contêineres sem furos em serviços de saúde.
Cover bag	• Cobertura de filme-plástico descartável utilizada para aumentar a validade e a conservação dos artigos embalados com algodão, SMS e papel crepado, quando necessário. Também é recomendada para materiais pesados.	• Para colocar a cover bag, a caixa deve estar esterilizada e fria. • Sua disposição deve possibilitar a visualização da etiqueta. • Materiais de uso imediato não necessitam de cover bag.

Fonte: *elaborado pela autora com base em SOBECC (2013, pp. 240-247.).*

Figuras 4.6 e 4.7 – Colocação do filtro na tampa de uma caixa contêiner

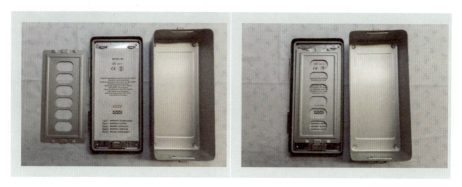

O quadro a seguir apresenta em quais métodos de esterilização cada tipo de embalagem pode ser utilizado.

Quadro 4.2 – Tipos de embalagens indicados para cada método de esterilização

TIPO DE EMBALAGEM	MÉTODO DE ESTERILIZAÇÃO		
	Vapor sob pressão	Óxido de etileno	Plasma de peróxido de hidrogênio
Papel grau cirúrgico e filme laminado (de acordo com as normas NBR ISO 11607-1, NBR ISO 11607-2 e NBR 14990-2)	Sim	Sim	Não
Papel grau cirúrgico para peróxido de hidrogênio	Não	Sim	Sim
Papel crepado ou encrespado (de acordo com a norma NBR 14990-5)	Sim	Sim	Não
Não-tecido (SMS)	Sim	Sim	Sim
Tecido de algodão duplo e simples (de acordo com as normas NBR 12546, NBR 14027 e NBR 14028)	Sim	Não	Não
Contêiner rígido	Sim	Sim	Sim
Caixa metálica perfurada inoxidável	Sim	Sim	Sim

Fonte: *elaborado pela autora com base em SOBECC (2013, pp. 240-247) e nas normas ABNT (NBR).*

O quadro abaixo apresenta o tempo de validade recomendado para cada tipo de embalagem e método de esterilização.

Quadro 4.3 – Prazo de validade por métodos e tipos de esterilização

INVÓLUCRO	MÉTODO DE ESTERILIZAÇÃO	PRAZO DE VALIDADE
Papel grau cirúrgico	Vapor	6 meses
	Óxido de etileno (ETO)	2 anos
Papel grau cirúrgico para esterilização em peróxido de hidrogênio/Tyvec®	Peróxido de hidrogênio	1 ano
	Óxido de etileno (ETO)	1 ano
Papel crepado	Vapor	6 meses
	Óxido de etileno (ETO)	2 anos
Contêiner com filtro microbiológico	Vapor	6 meses
Contêiner com filtro Tyvec®	Peróxido de hidrogênio	6 meses
Tecido de algodão cru duplo	Vapor	7 a 14 dias

Fonte: *adaptado de Ministério da Saúde (2001, p. 53)*.

Vale ressaltar que as únicas embalagens que podem ser reutilizadas são contêineres e caixas de metal inoxidável perfuradas e o tecido de algodão cru. Os demais tipos (papel grau cirúrgico e grau cirúrgico para peróxido de hidrogênio, papel crepado, não-tecido, etc.) não podem ser reutilizados.

Mesmo com essas recomendações, é preciso considerar também que não basta apenas embalar o artigo de maneira adequada: a forma de armazenamento também pode interferir na validade da esterilização.

Após selecionar as embalagens mais adequadas para o processo, os instrumentais são acondicionados dentro delas e seguem para as etapas de selagem ou empacotamento (quando necessário). Alguns cuidados devem ser observados:

- Deve-se proteger as pontas de artigos como alicates e pinças delicadas, evitando a perfuração acidental da embalagem de grau cirúrgico.

- Na ausência do cesto perfurado dentro de caixas metálicas ou contêineres, deve-se colocar toalhas absorventes (ou tecido de algodão simples, SMS ou compressas cirúrgicas) em caso de esterilização por vapor saturado sob pressão, para facilitar a secagem e a retirada dos materiais.
- Deve-se colocar os materiais abertos nas caixas, exceto os instrumentais cirúrgicos (como pinças Backhaus e Pozzi) em virtude do risco de acidente ocupacional com perfurocortantes.
- Deve-se remover o ar das embalagens de grau cirúrgico ou filme antes da selagem.

Figuras 4.8 e 4.9 – Instrumentais depositados dentro do contêiner rígido

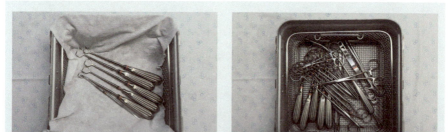

Após o acondicionamento em embalagem apropriada, todos os instrumentais, materiais e equipamentos recebem um integrador (ver capítulo 6 sobre o uso de indicadores) antes de passar pelo processo de esterilização.

As embalagens de algodão cru, de não-tecido (SMS) e de papel crepado devem ser fechadas com fita adesiva (que suporte alta temperatura) e devem conter a fita zebrada como indicador. As embalagens de papel cirúrgico devem passar pelo processo de selagem térmica, e a caixa metálica deve passar por empacotamento.

Figura 4.10 – Pacotes de diferentes tamanhos feitos com papel crepado (à esquerda), tecido não-tecido – SMS (no centro) e tecido de algodão cru (à direita)

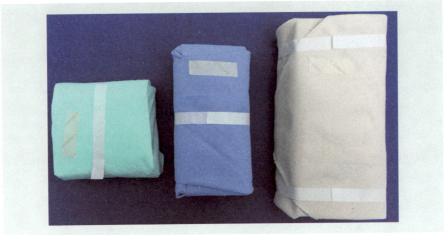

Selagem térmica

Essa etapa garante o adequado fechamento das embalagens de papel cirúrgico, de forma a fornecer proteção aos artigos e evitar que o invólucro se abra durante o processo de esterilização. Para isso, são utilizadas máquinas seladoras de temperatura controlada, respeitando-se a temperatura preestabelecida pelos fabricantes de acordo com a termorresistência do filme, para garantir a integridade da embalagem.

Figura 4.11 – Seladora térmica

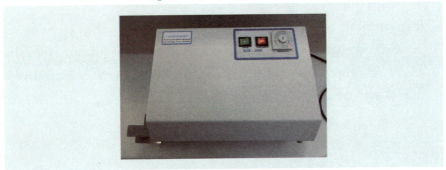

Segundo a recomendação da Anvisa (2006a), a faixa de selagem da borda inferior deve ser ampla, preferencialmente de 1 cm. É recomendável deixar uma borda de 3 cm na parte superior, o que facilitará a abertura asséptica das embalagens (ver página 90) após a esterilização.

Alguns pontos críticos devem ser observados para evitar falhas durante essa etapa:

- É muito importante impedir a formação de rugas no momento da selagem, pois elas podem propiciar a abertura da embalagem durante a esterilização na autoclave.

Figura 4.12 – Embalagem de papel grau cirúrgico com rugas

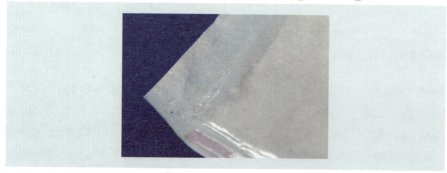

- Na selagem das embalagens para esterilização por peróxido de hidrogênio, é necessário ter ainda mais cuidado com a temperatura adequada (estipulada pelo fabricante), pois essas embalagens são mais sensíveis a altas temperaturas.

- Instrumentais que apresentam pontas podem perfurar as embalagens, por isso precisam ser protegidos por protetores de silicone. Também é possível acondicionar uma embalagem dentro da outra (embalagem dupla) para garantir a segurança.

Após ajustar a temperatura da seladora de acordo com o tipo de papel grau cirúrgico (conforme recomendação do fabricante), o passo a passo para uma correta selagem será:

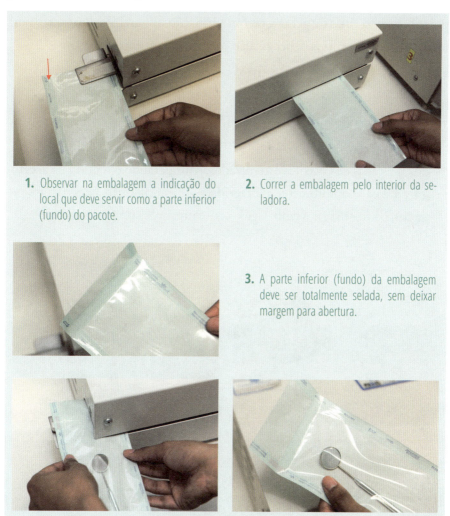

1. Observar na embalagem a indicação do local que deve servir como a parte inferior (fundo) do pacote.

2. Correr a embalagem pelo interior da seladora.

3. A parte inferior (fundo) da embalagem deve ser totalmente selada, sem deixar margem para abertura.

4. Depositar o instrumental dentro do pacote e selar a parte superior, deixando uma borda de aproximadamente 3 cm para facilitar a abertura asséptica.

Atualmente também são comercializadas embalagens autosselantes, que dispensam a selagem térmica.

Abertura asséptica das embalagens

Após todos os cuidados tomados nos processos de limpeza e esterilização, também é necessário ter atenção no momento de abrir as embalagens, pois corre-se o risco de gerar a recontaminação dos artigos. Portanto, para uma abertura asséptica, é necessário realizar os seguintes passos:

1 - Realizar a higienização das mãos antes de abrir as embalagens.
2 - Checar a data de validade, a integridade da embalagem, o nome do artigo e a mudança da cor dos indicadores de processo externos do invólucro, como a mudança de cor da fita zebrada (ver capítulo 6).
3 - Puxar as abas dos pacotes esterilizados, considerando o sentido da abertura, para não comprometer a integridade da esterilização. Para pacotes pesados, pode-se abrir a embalagem sobre uma mesa de apoio limpa e seca.

Figuras 4.13, 4.14 e 4.15 – Abertura asséptica da embalagem de papel grau cirúrgico

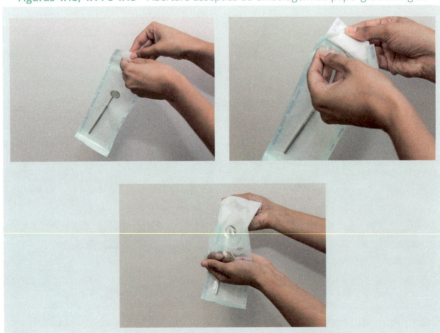

Empacotamento

Como vimos, todos os instrumentais, materiais e equipamentos são embalados antes de passarem pelo processo de esterilização.

Os artigos pequenos podem ser colocados dentro da caixa metálica perfurada, a qual deve ser empacotada antes de seguir para a esterilização. O contêiner rígido não precisa passar pelo empacotamento.

Os procedimentos ilustrados a seguir demonstram a maneira correta de realizar o empacotamento.

Passo a passo do empacotamento

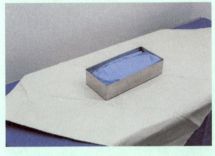

1. Disponha a embalagem (não-tecido, algodão cru ou papel crepado) sobre uma superfície lisa e limpa. Para fazer o pacote, posicione a caixa no centro.

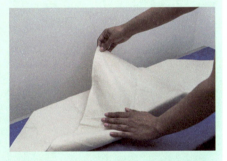

2. Estique uma ponta da embalagem por cima da caixa, cobrindo-a por completo.

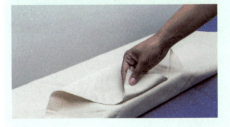

3. Dobre metade do lado esticado e forme uma pequena aba com a ponta (envelope).

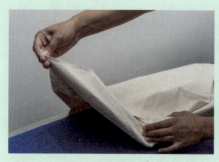
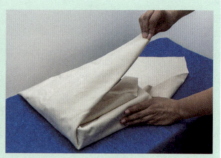

4. Estique uma das laterais por cima da caixa e da ponta já dobrada. Posicione a mão na parte inferior da caixa, ajustando o tecido ou papel para não ficar frouxo.

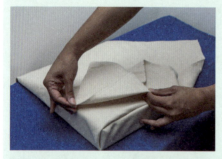
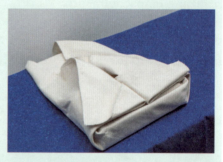

5. Dobre novamente a metade do lado esticado.

6. Repita os procedimentos 4 e 5 com a outra lateral.

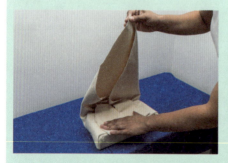
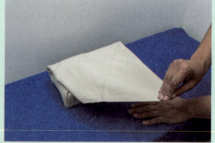

7. Forme uma pequena aba com as pontas das laterais direita e esquerda (envelope) para não ficarem para fora do pacote (se necessáro, apoie as mãos para fixar). Estique a última lateral por cima da caixa.

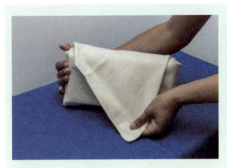 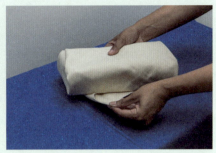

8. Vire a caixa, dando a volta com a ponta do tecido ou papel para envolvê-la por completo e prenda com fita-crepe.

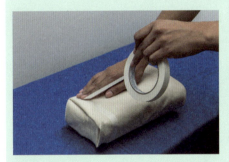 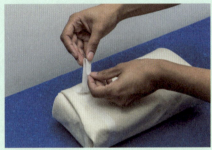

9. Passe a fita-crepe em torno das extremidades da caixa embalada para garantir o fechamento do pacote.

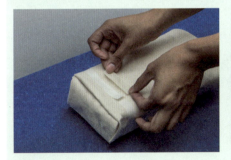 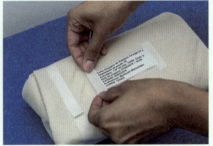

10. Acrescente a fita adesiva zebrada para indicar o processo de esterilização.

11. Para finalizar, acrescente a etiqueta de identificação do material e do ciclo de esterilização.

Identificação

Antes de ser encaminhado para a esterilização, todo material deve receber uma identificação, que pode ser feita de forma manual, com canetas atóxicas que não produzem manchas, ou de forma automatizada, com máquinas etiquetadoras. Segundo a Anvisa (2009, p. 78),

> A identificação deve ser feita em fita ou etiqueta adesiva e deve conter a descrição do conteúdo, quando necessário, data e validade da esterilização e nome do funcionário responsável pelo processamento do artigo.

As etiquetas podem ser padronizadas pela instituição, mas, de modo geral, devem conter as seguintes informações:

- descrição do conteúdo (quantidade ou nomenclatura das peças) em fita indicadora ou na porção plástica do papel grau;
- método de esterilização;
- número do ciclo;
- número do controle de lote;
- data de esterilização;
- data de validade;
- nome e, caso possua, carimbo com registro profissional informando a categoria (enfermagem, odontologia ou veterinária).

Exemplo:

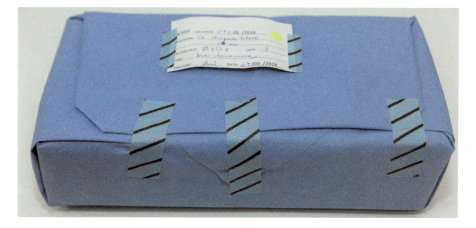

KIT DE LAPAROTOMIA Nº 2

Conteúdo: 32 peças
Método: Autoclave nº 1
Ciclo: 2 **Lote:** 12
Data da esterilização: 1º-11-2017 – **Hora:** 14:00
Validade: 7-11-2017

Marilucia Marcondes
Registro: 123456

Figura 4.16 – Pacote identificado com etiqueta

Após o acondicionamento, a selagem e o empacotamento, com a correta identificação dos artigos, eles são encaminhados para a área de esterilização, onde serão dispostos em autoclaves para finalizar o processo.

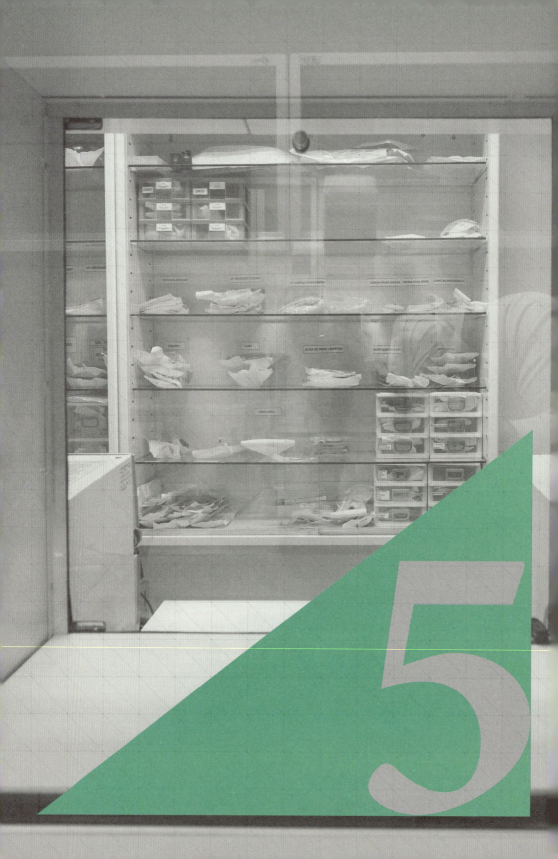

5

Processamento de artigos: área de esterilização

Antes de iniciarmos este capítulo, é imprescindível lembrar que, sem a adequada limpeza e desinfecção, e sem o correto acondicionamento dos artigos, não haverá eficácia em sua esterilização. Portanto, todas as etapas até aqui devem ser realizadas com a devida atenção e seguindo os procedimentos recomendados pela legislação.

A área de esterilização encontra-se dentro da chamada área limpa de um CME. Nesse setor, segundo o artigo 53 da RDC nº 15, de 2012, além das autoclaves, que são os equipamentos responsáveis por realizar a esterilização, a sala de preparo e de esterilização do CME de classe II ou da empresa processadora de artigos deve dispor dos seguintes equipamentos:

I - equipamento para transporte com rodízio, em quantitativo de acordo com o volume de trabalho;

II - secadora de produtos para saúde e pistolas de ar comprimido medicinal, gás inerte ou ar filtrado, seco e isento de óleo;

III - seladoras de embalagens; e

IV - estações de trabalho e cadeiras ou bancos ergonômicos com altura regulável.

Ainda segundo a norma, o sistema de climatização desses locais deve manter uma temperatura entre 20 °C e 24 °C, para que não ocorra a proliferação de microrganismos no ambiente e para não causar danos aos artigos.

Como vimos anteriormente, a separação física entre todas as áreas do CME também é prevista pela regulamentação da Anvisa, com o objetivo de evitar a contaminação, de modo que não haja comunicação entre as áreas, a não ser pelo próprio equipamento: graças à tecnologia disponível, hoje é possível encontrar equipamentos que possibilitam a passagem dos artigos, em seu interior, da área de expurgo até a de esterilização, funcionando como uma barreira – o que ocorre principalmente nos ambientes hospitalares, em virtude do porte dos equipamentos, que são maiores do que os utilizados em outros locais. Nesses casos, os materiais são inseridos, por exemplo, na lavadora (área de expurgo), saem pela porta dupla na área limpa, onde são vistoriados e empacotados; seguem para a autoclave, dentro da qual são esterilizados e, posteriormente, através de outra porta dupla, saem na área de armazenamento.

Figura 5.1 – Etapas do processamento de artigos por meio de equipamentos com tecnologia de portas duplas

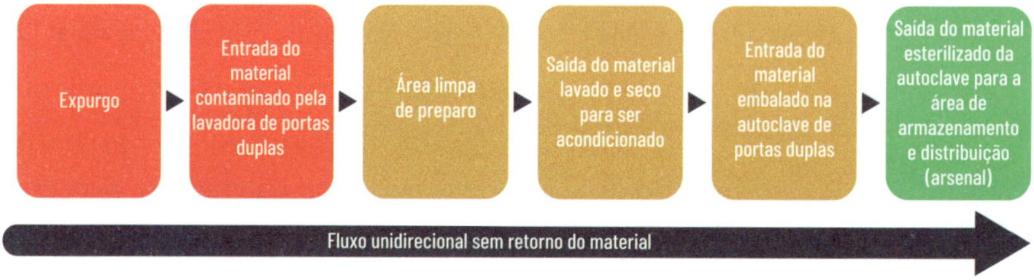

Figura 5.2 – Exemplo de um equipamento com sistema de portas duplas: nesse caso, o material entra pelo setor de expurgo, passa pela lavagem e desinfecção e sai na área limpa para continuar o processo

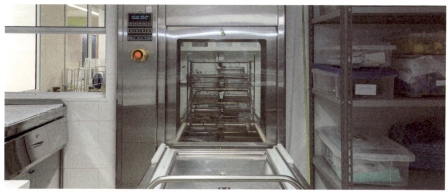

Em locais com estruturas menores – por exemplo, em consultórios odontológicos, clínicas ou salões de beleza –, pode-se utilizar uma abertura na parede (janela) para permitir a transferência do material de uma área para a outra, constituindo uma barreira técnica. Essa estrutura deve permanecer fechada, exceto quando for utilizada para a passagem do material.

Figuras 5.3 e 5.4 – Nesse exemplo, as áreas do CME são separadas pela parede. A abertura permite a passagem do material do setor sujo para o setor limpo

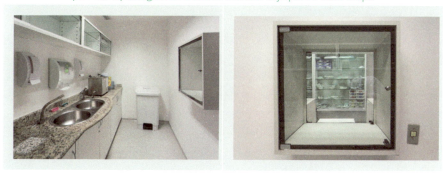

Seja qual for o mecanismo utilizado, o operador deve sempre atuar seguindo um fluxo unidirecional e sem retorno, a fim de evitar a recontaminação dos artigos.

Métodos de esterilização

Atualmente, para a maioria dos materiais a esterilização é feita principalmente por meios físicos ou físico-químicos. Em ambos os casos o processo é realizado dentro de autoclaves; a diferença é que, no primeiro, a esterilização ocorre por vapor saturado sob pressão, e no segundo são utilizadas temperatura baixa e outras substâncias, como o óxido de etileno ou o gás plasma de peróxido de hidrogênio, para complementar o processo.

O método químico, que utiliza ácido peracético, é empregado somente para a esterilização de endoscópios flexíveis e óticas rígidas, e realizado em equipamentos específicos para essa função (esterilizadores químicos de ácido peracético).

O quadro a seguir detalha as características e indicações de uso de cada método.

Quadro 5.1 – Tipos de esterilização e equipamentos utilizados

MÉTODO	CARACTERÍSTICAS	INDICAÇÕES	PONTOS DE ATENÇÃO
Autoclave (vapor saturado sob pressão: esterilização por calor úmido)	Método físico que extermina todos os microrganismos, incluindo esporos. O ciclo de funcionamento compreende as seguintes etapas: a água é aquecida até a temperatura desejada (de 121 ºC a 135 ºC, dependendo do fabricante) e lançada sobre os artigos na forma de vapor condensado; em seguida, o vapor é retirado e, por fim, o equipamento realiza a secagem dos artigos. É um dos processos mais utilizados para esterilizar artigos termorresistentes, principalmente por ser econômico. É um recurso atóxico, de fácil monitorização por indicadores físicos, químicos e biológicos.	É indicado para instrumental cirúrgico e para aqueles utilizados por manicures, pedicuros e podólogos. Também é indicado para tecidos e materiais de silicone, cerâmica, borracha, vidro e líquidos. Não é indicado para materiais termossensíveis, pois eles sofrem danos se expostos às temperaturas atingidas pela autoclave.	Não é recomendável deixar uma carga sobreposta a outra nem mantê-las próximas à parede do equipamento. O vapor deve circular entre os artigos acondicionados e penetrar nas embalagens. Deve-se sempre preencher apenas até 80% da capacidade total do equipamento. Pacotes maiores devem ser colocados embaixo dos menores e artigos como cuba-rim, bacia e cúpula devem ser colocados na posição vertical. Cálices, jarros e frascos devem ser colocados com a abertura para baixo. A água utilizada para a produção do vapor deve atender às especificações do fabricante, para não ocorrer a produção de vapor contaminado gerado por água com resíduos orgânicos e inorgânicos, os quais também oxidam o instrumental.

(cont.)

MÉTODO	CARACTERÍSTICAS	INDICAÇÕES	PONTOS DE ATENÇÃO
Autoclave de esterilização rápida (*flash sterilization*): ciclo *flash*	Possui as mesmas propriedades do método comum (vapor úmido), porém esteriliza em tempo curto (de 3 a 10 minutos) a uma temperatura de 132 °C a 135 °C. Seu ciclo não inclui a secagem (o material sai molhado e não é embalado).	É encontrada somente em hospitais e seu uso só está autorizado em situações de urgência (por exemplo, quando há contaminação acidental de um instrumental imprescindível durante uma cirurgia; ou quando não há tempo hábil para realizar a esterilização convencional, entre outros casos).	Quando for necessária sua utilização, deve-se registrar a data, o horário, o ciclo, o material, o paciente e a cirurgia em que foi utilizada.
Autoclave com plasma de peróxido de hidrogênio	Método físico-químico que extermina todos os microrganismos. Opera com temperaturas entre 35 °C e 49 °C. Os ciclos geralmente demoram de 30 a 45 minutos, mas, de acordo com o modelo de equipamento, podem variar de 28 a 72 minutos. Como vantagens apresenta rapidez e baixa toxicidade. Após o ciclo, o material poderá ser manuseado com segurança e estará pronto para uso.	É compatível com materiais de aço inoxidável, titânio, vidro, cobre, polipropileno e PVC.	A embalagem de papel grau cirúrgico utilizada nesse tipo de autoclave deve ser específica para a esterilização por peróxido de hidrogênio.

(cont.)

MÉTODO	CARACTERÍSTICAS	INDICAÇÕES	PONTOS DE ATENÇÃO
Autoclave com óxido de etileno (ETO)	Método físico-químico que extermina todos os microrganismos. A temperatura alcançada no equipamento varia de 37 °C a 63 °C, com umidade relativa de 40 a 80% e tempo de exposição de 1 a 6 horas.	É utilizada para a esterilização de artigos termossensíveis.	No Brasil, esse tipo de esterilização é realizado por empresas terceirizadas, geralmente afastadas dos grandes centros urbanos. O óxido de etileno é um gás incolor, inflamável e explosivo. Também é tóxico, podendo causar câncer, anomalias no sistema reprodutor, alterações genéticas, doenças neurológicas e respiratórias. O uso de EPIs é extremamente importante para lidar com esse tipo de esterilização e, quando forem transportados, os materiais esterilizados devem ser levados em recipientes fechados.
Equipamento automatizado de esterilização por ácido peracético	Método químico que extermina todos os microrganismos. Opera com temperaturas entre 50 °C e 56 °C. A esterilização costuma durar 12 minutos (mas entre o ciclo de enchimento até o quarto enxágue são necessários aproximadamente 22 minutos).	Indicado somente para a esterilização de óticas rígidas e endoscópios flexíveis.	O equipamento deve passar por limpeza manual antes de ser utilizado para o processamento dos artigos.

Fonte: *elaborado com base em SOBECC (2013, pp 75-79).*

OBSERVAÇÃO

Antigamente também era utilizado um método químico no qual os artigos eram imersos em substâncias como o glutaraldeído; porém, seu uso foi proibido pela RDC nº 31, de 4 de julho de 2011, em virtude da toxicidade e dos danos causados aos profissionais.

Existe também um método físico de esterilização que utiliza calor seco – princípio ativo usado em estufas –, por meio da circulação de ar quente de forma lenta e irregular, exigindo um longo período de exposição e altas temperaturas, as quais são mais elevadas que as do vapor saturado sob pressão (chegam a 170 °C por 1 hora, 160 °C por 2 horas ou 121 °C por 6 horas). No entanto, segundo a RDC nº 15, de 15 de março de 2012, não é permitido o uso de estufas para a esterilização de produtos para a saúde.

Figura 5.5 – Da esquerda para a direita: autoclave com plasma de peróxido de hidrogênio e duas autoclaves para esterilização por calor úmido

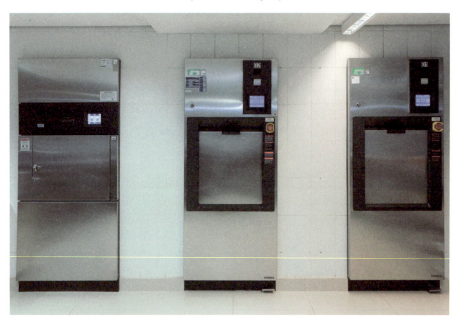

Figuras 5.6 e 5.7 – Interior dos dois tipos de autoclave (peróxido de hidrogênio e vapor)

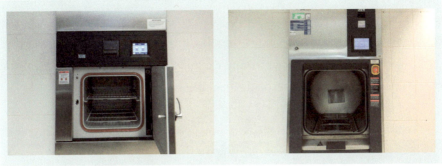

Figuras 5.8 e 5.9 – Autoclave por calor úmido de pequeno porte

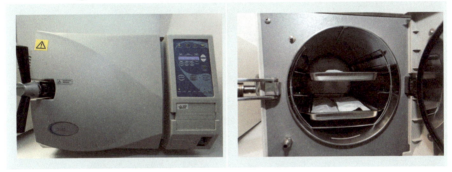

Vale ressaltar que, independentemente do método adotado, é necessário utilizar indicadores (ver capítulo 6) para assegurar o correto funcionamento das autoclaves, pois qualquer falha poderá comprometer a esterilização.

Os operadores devem sempre retirar os artigos das autoclaves utilizando luvas térmicas de cano longo, para evitar o risco de queimaduras. Os materiais só poderão ser guardados depois de frios; portanto, é importante depositá-los sobre superfícies limpas e aguardar seu resfriamento total antes de encaminhar para o setor de armazenamento.

Figura 5.10 – Retirada de carga da autoclave (profissional usa luvas de amianto)

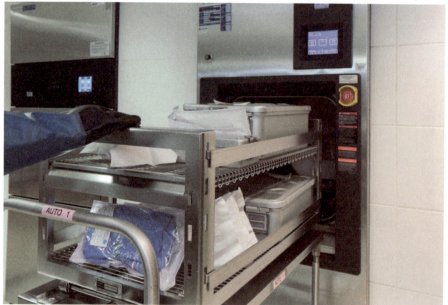

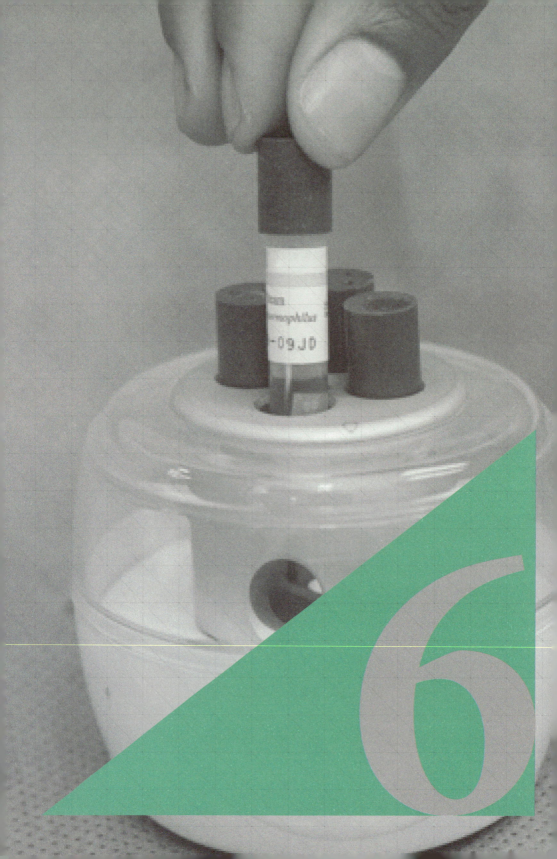

Controle de qualidade no CME e uso de indicadores

Monitoramento do processo

Para garantir a qualidade do processo que envolve a limpeza, o acondicionamento e a esterilização dos artigos, é necessário realizar um rigoroso monitoramento em todas as etapas. Segundo a RDC nº 15, de 15 de março de 2012, esse monitoramento é obrigatório e deve seguir alguns critérios.

Em primeiro lugar, como vimos, é imprescindível manter a correta organização e higiene de todos os ambientes e realizar cada procedimento com cuidado, seguindo as recomendações da legislação e dos fabricantes dos equipamentos. Falhas nas etapas de limpeza mecânica ou automatizada, por exemplo, podem implicar a sobrevivência de microrganismos que passam para as fases seguintes; portanto, a qualidade da esterilização como um todo está vinculada diretamente a uma adequada limpeza do material e do ambiente desde o início do processo.

A manutenção periódica dos equipamentos de que os serviços dispõem também é um dos fatores que propiciam a garantia da qualidade dos artigos processados. Para tanto, é necessário providenciar e deixar registros dessas manutenções periódicas de acordo com a recomendação dos fabricantes.

A fim de realizar o controle de qualidade das etapas de esterilização, hoje em dia existem seis classes de indicadores químicos de processo e um indicador biológico, que servem para comprovar que o material passou por um método de esterilização e que este foi efetivo.

A periodicidade da avaliação depende da classificação dos artigos utilizados e do volume de instrumentais a serem processados. Por exemplo, hospitais de grande porte – que realizam em média quarenta cirurgias por dia – devem ter um monitoramento mais rigoroso dos indicadores, de modo a reduzir a incidência de infecção hospitalar. Quando comparamos esses hospitais a um consultório odontológico, por exemplo, que em geral apresenta menos circulação de pacientes, número menor de procedimentos e, portanto, de instrumentais processados, a quantidade de indicadores utilizados e sua frequência se mostrarão menores; no entanto, o controle ainda é imprescindível, levando em consideração que cada uma das áreas tem uma complexidade de atendimento, mas que todas têm o objetivo de não levar infecções aos seus clientes.

Após a confirmação da leitura dos testes, em caso positivo para uso, os indicadores podem ser arquivados junto ao prontuário do cliente, para que, posteriormente, se surgir uma situação de infecção, seja possível verificar se ela estava relacionada ao procedimento, e o prontuário pode ser consultado para checar se houve ou não o adequado processamento do material.

Indicadores químicos

Os indicadores químicos monitoram a eficiência dos parâmetros utilizados na autoclave. Os parâmetros críticos são a qualidade do vapor, o alcance de temperatura e o tempo de processamento. Segundo a SOBECC (2013, p. 85), sua utilização é recomendada "para o monitoramento de rotina do sucesso da esterilização e da liberação da carga esterilizada". Geralmente são utilizados junto a instrumentais de uso cirúrgico nas rotinas dos materiais esterilizados em hospitais, ambulatórios, postos de saúde e consultórios odontológicos.

Os indicadores externos estão presentes no exterior de algumas embalagens, de modo a permitir uma visualização rápida pelo profissional, enquanto os internos devem ser colocados dentro das embalagens ou das caixas que serão empacotadas, próximos aos artigos. Nesses casos, após a esterilização, quando o profissional abrir o pacote deverá proceder à leitura do teste indicador, identificando se é possível ou não utilizar os instrumentais. Esses indicadores costumam ser dispostos na posição central de cada pacote, considerando que a passagem do vapor pode ocorrer com maior dificuldade no centro das caixas.

A figura 6.1 apresenta as seis classes de indicadores químicos, as quais serão detalhadas a seguir.

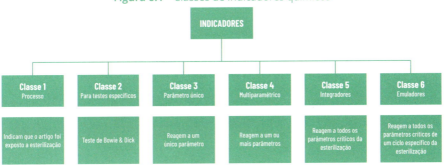

Figura 6.1 – Classes de indicadores químicos

Indicadores químicos de classe I

São indicadores externos de exposição que diferenciam os materiais processados dos não processados por meio de sua tinta termocrômica, a qual reage após a exposição a temperaturas mais altas. Esse tipo de pigmentação é aplicado, por exemplo, nas embalagens de papel grau cirúrgico, em algumas etiquetas e fitas adesivas (fita zebrada).

Todas as embalagens dos artigos devem apresentar um indicador de classe I, que deve estar visível na parte externa. Quando esses indicadores já não são inseridos pelo fabricante, como no caso do papel grau cirúrgico, o profissional deve adicionar a fita zebrada na embalagem para poder verificar a mudança de cor (as linhas da fita zebrada ficarão escuras, indicando que o produto passou por esterilização).

É muito importante checar se a coloração do indicador mudou antes de abrir a embalagem, para não ocorrer o erro de utilizar um material que está embalado e identificado, porém ainda não passou pelo processo de esterilização.

Figura 6.2 – Fita zebrada antes e depois de passar por esterilização: a coloração se altera, indicando que o material foi exposto ao calor e, portanto, passou por esterilização

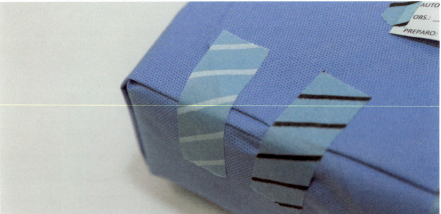

Figura 6.3 – Comparação do indicador em embalagem de papel grau cirúrgico: a coloração muda após passar por esterilização

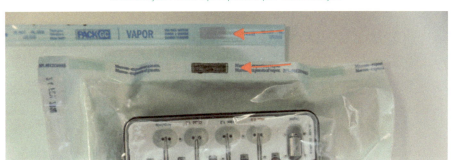

Indicadores químicos de classe II

São indicadores utilizados para testes específicos, como os realizados em autoclaves a vapor com pré-vácuo, nas quais o ar é removido pela formação de vácuo antes da entrada do vapor, penetrando instantaneamente nas embalagens. Nessa condição, o indicador químico utilizado é o teste de Bowie & Dick, que verifica a remoção do ar na autoclave.

É recomendado que esse teste seja feito diariamente, com a autoclave vazia e antes da primeira carga a ser esterilizada. O mercado dispõe de *kits* prontos para sua realização e também de folhas-testes individuais, as quais deverão ser acondicionadas entre campos operatórios.

Para a leitura do teste, deve-se observar se toda a forma geométrica do indicador ficou igualmente escura. Caso apresente pontos que não ficaram escuros, a autoclave não deverá ser utilizada e será necessário solicitar sua manutenção.

No caso dos pacotes prontos para a utilização, o teste deve ser realizado da seguinte forma:

1 - O pacote deve ser posicionado na prateleira inferior da autoclave, próximo à saída do dreno.

2 - Deve-se ajustar a temperatura para 134 °C e utilizar o mesmo princípio de remoção de ar do ciclo de rotina, para testar o funcionamento da bomba de vácuo.

3 - Ao término do ciclo, retira-se o pacote da autoclave, deixando esfriar conforme recomendação do fabricante.

4 - Depois de fria, abre-se a embalagem para interpretar o resultado do teste. A folha-teste deve ter mudado de cor (geralmente de rosa para marrom/preto ou de amarelo para preto, conforme cada fabricante).

5 - Os resultados devem ser registrados na folha-teste com as informações sobre o tempo, o tipo de ciclo, o número da autoclave, a data, a hora e o lote. A folha-teste deve ser incluída nos registros de esterilização.

6 - Em caso de falha no teste – ou seja, quando é possível ver manchas na folha ou ainda caso a figura não altere sua coloração –, entende-se que a autoclave não está funcionando corretamente e precisa de manutenção, ajustes ou validação.

Quando o teste é feito com folhas avulsas, elas deverão ficar exatamente no meio de um *kit* de campos operatórios, que serão empacotados para a realização do teste. O procedimento para a leitura do resultado deve ser o mesmo descrito anteriormente.

Figuras 6.4 e 6.5 – Pacote para teste de Bowie & Dick

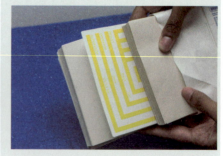

Indicadores químicos de classe III

Tratam-se de indicadores de uso interno, dispostos junto aos artigos que posteriormente são embalados, pois visam monitorar a presença do vapor especificamente no ponto em que são colocados. De acordo com a SOBECC (2013), o tempo de reação do indicador após a exposição do material ao vapor não deve alcançar seu ponto final se o tempo de exposição for menor que 75% do total programado pelo fabricante.

Como aferem um único parâmetro, esses indicadores não permitem, portanto, uma avaliação mais apurada sobre a liberação para uso do instrumental, por isso sua adoção tem sido reduzida em serviços de saúde.

Indicadores químicos de classe IV

São indicadores multiparamétricos, que reagem a dois ou mais parâmetros críticos do ciclo de esterilização. Assim como ocorre com os indicadores químicos de classe III, devem ser colocados no interior das embalagens junto aos artigos, e o tempo de exposição deve obedecer aos critérios estipulados pelo fabricante.

Indicadores químicos de classe V

São indicadores integradores, que reagem a todos os parâmetros críticos de um ciclo da esterilização e costumam ser utilizados junto ao indicador biológico. A reação será observada por meio de uma tarja que ficará evidente na fita do indicador de classe V. Em alguns casos, uma seta presente nessa fita mostra o ponto em que deverá haver alteração da coloração (geralmente, de branco para preto) ou da opção *reject* (rejeitar) para *accept* (aceitar).

A RDC nº 15 recomenda que esse indicador esteja de acordo com todos os pacotes a serem esterilizados nos hospitais e demais serviços de esterilização, bem como nos chamados pacotes desafio, servindo para a liberação da carga esterilizada.

Figura 6.6 – Indicador químico de classe IV

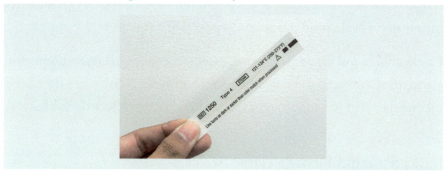

> **OBSERVAÇÃO**
> Os pacotes desafio, também conhecidos como dispositivos de desafio de processo, simulam as dificuldades para a remoção de ar e a penetração do agente esterilizante nas embalagens, de forma a avaliar a eficácia da esterilização. Para os ambientes hospitalares são comercializados pacotes testes desafios padronizados, que já trazem o *kit* pronto para uso, mas as unidades também podem construir seu próprio pacote desafio utilizando campos operatórios, a fita teste do indicador químico classe V ou VI e o indicador biológico.

Indicadores químicos de classe VI

São indicadores emuladores (simuladores) internos, que reagem a todos os parâmetros críticos de um ciclo específico da esterilização. Assim como ocorre com os indicadores de classe V, a reação será observada por uma tarja que ficará evidente, em alguns casos marcando a passagem entre as marcações de *reject* (Rejeitar) e *accept* (Aceitar). Para utilizar o material, a faixa (em geral na cor preta) deverá estar presente, indicando que a esterilização foi bem-sucedida.

Esses indicadores não devem reagir até que 94% do ciclo determinado tenha sido atingido.

Conforme disposto na RDC nº 15, os indicadores de classes V e VI devem ser utilizados a cada carga nos pacotes teste desafio, segundo a rotina definida pelo próprio CME ou pela empresa processadora de produtos.

Indicadores biológicos

O monitoramento biológico é realizado por meio de esporos bacterianos resistentes ao método de esterilização (*Geobacillus stearothermophilus*), os quais são colocados em embalagens de vidro junto a um meio de cultura e inseridos na autoclave para verificar se o equipamento está sendo eficaz em promover a morte bacteriana. Caso o teste aponte o resultado positivo, os microrganismos não foram devidamente eliminados e, portanto, o uso da autoclave deve ser impedido imediatamente.

Figura 6.7 – Indicador biológico

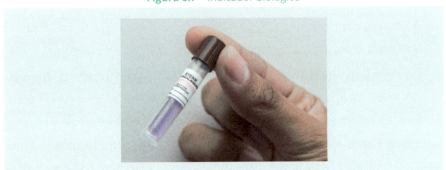

O passo a passo para a utilização desse indicador é o seguinte:

1 - Deve-se separar duas ampolas do mesmo lote de testes biológicos. Uma delas será usada como controle e a outra passará pela esterilização.

2 - Na ampola que passará pela autoclave, deve-se fazer uma identificação utilizando caneta que não manche o equipamento, especificando o número da autoclave (por exemplo, A1), a data e a hora do teste. Esse cuidado é fundamental, principalmente quando há mais de uma autoclave sendo utilizada no local.

3 - A ampola de teste deve ser depositada dentro de uma embalagem de papel grau-cirúrgico, a qual deverá ser devidamente selada e colocada na autoclave. O ciclo deve ser feito apenas com o teste biológico, ou seja, não se deve colocar outros materias para a esterilização nesse momento.

4 - Após a finalização do ciclo, é necessário aguardar até a autoclave resfriar para retirar a embalagem, o que leva em média 15 minutos, mas depende da recomendação do fabricante.

5 - O teste biológico deve ser retirado do papel grau cirúrgico e colocado em uma incubadora própria. Para proceder a incubação, será necessário quebrar a ampola no próprio equipamento, introduzindo 1/3 de seu conteúdo e liberando o meio de cultura para que as bactérias presentes no teste possam reagir ou não.

6 - A ampola controle, que não passou por esterilização, também deve ser quebrada (como feito no item 5) e introduzida na incubadora.

7 - É necessário aguardar os períodos indicados para retirar a ampola-teste da incubadora e verificar os resultados (ou seja, observar a coloração do meio de cultura). Para indicadores biológicos de 24 horas, a primeira leitura deve ser feita após 8 horas; a segunda após 12 horas e a terceira, após 24 horas. Para indicadores de 48 horas, a leitura deve ser feita após 36 e 48 horas após a inserção dos testes na incubadora.

8 - Na ampola controle, é esperado que as bactérias consumam o meio de cultura, o qual passará de uma coloração roxa para a amarela, indicando resultado positivo. A ampola que foi colocada na autoclave deve manter a coloração roxa, indicando que o meio de cultura não foi consumido, pois todas as bactérias morreram – assim, seu resultado será negativo.

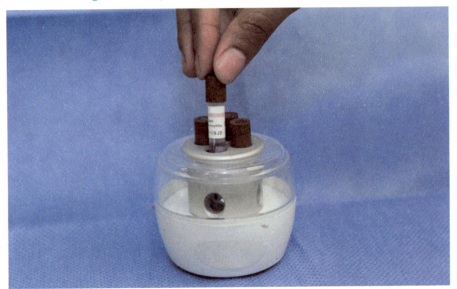

Figura 6.8 – Ampolas de indicador biológico na encubadora

Registro do monitoramento

Como vimos anteriormente, para fins de fiscalização e de segurança ao cliente/paciente, é obrigatório (exigido pela legislação) e muito importante manter um registro diário de todas as esterilizações realizadas em lotes e produtos processados nos serviços localizados em hospitais, ambulatórios, clínicas, consultórios, empresas terceirizadas e salões de beleza.

Nos registros dos testes feitos com indicadores químicos e biológicos, deve-se sempre anotar a data e o horário de quando foram realizados, entre outras informações, conforme ilustra a ficha de registro representada a seguir. Essas informações contribuem para a identificação de situações críticas relacionadas à autoclave, e que, portanto, necessitam ser monitoradas.

Figura 6.9 – Exemplo de ficha de registro de teste biológico

FICHA DE RESULTADOS DO TESTE BIOLÓGICO									
Data/ Hora	Ciclo	Autoclave	Parâmetros Autoclave			Etiqueta	Resultado		Profissional responsável
			Temp.	Pressão	Secagem		+	-	

Figura 6.10 – Ficha de controle da esterilização com os indicadores químicos anexados

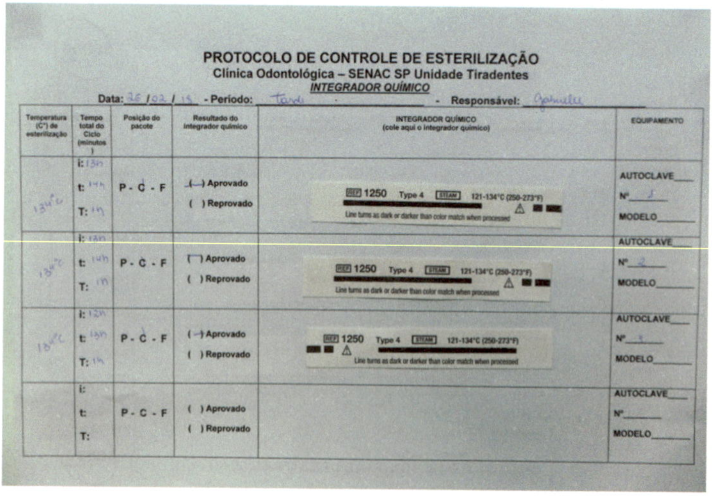

Algumas autoclaves possuem um sistema de impressora que disponibiliza um relatório ao final de cada ciclo, contendo as informações de tempo e das temperaturas atingidas durante o processo de esterilização no equipamento. Esse papel também deve ser guardado junto às fichas de controle para detalhar e comprovar o processo realizado.

Figura 6.11 – Impressão do relatório sobre o ciclo realizado na autoclave

Figura 6.12 – Ficha de controle da esterilização com o relatório sobre o ciclo da autoclave anexado

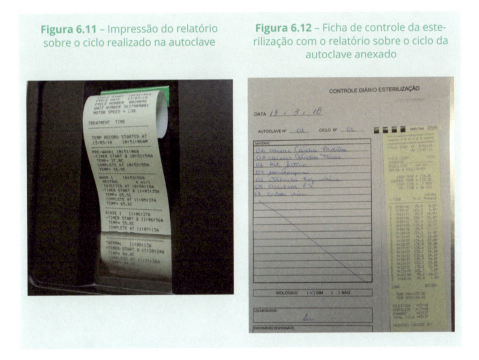

As fichas de controle e monitoramento devem ser guardadas para casos de fiscalização por um período mínimo de cinco anos. Sempre que o órgão fiscalizador solicitar, deve-se apresentar os registros para evidenciar que os testes para controle do adequado funcionamento da autoclave estão sendo devidamente realizados.

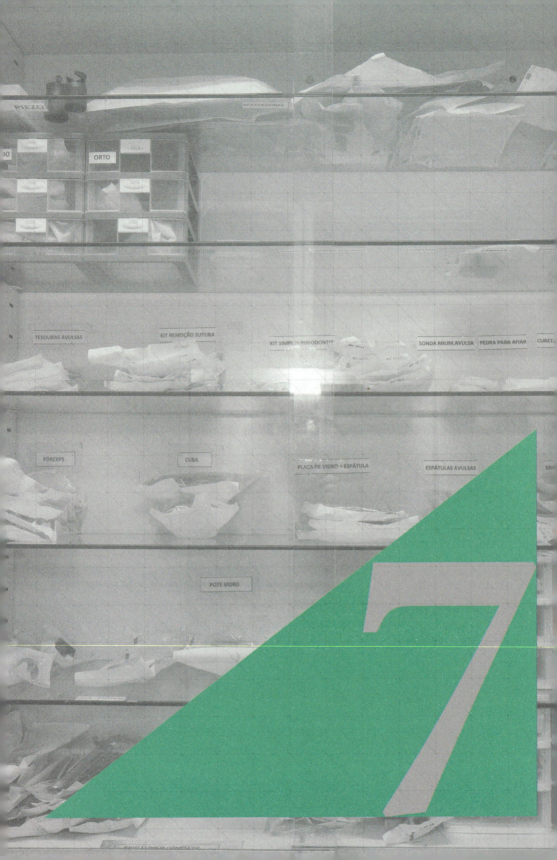

Armazenamento e distribuição

A última etapa do processo de esterilização diz respeito ao armazenamento e à distribuição dos materiais processados. Os cuidados no aprovisionamento ajudam a garantir que o material chegará limpo, adequadamente embalado, identificado e esterilizado ao cliente; e o controle de sua distribuição também é essencial para evitar que haja problemas ou a falta de materiais necessários em outras áreas. Portanto, trata-se de uma etapa imprescindível para a garantia de todo o processo.

Características físicas do setor de armazenamento

De acordo com a RDC nº 15, o local destinado à estocagem dos materiais esterilizados deve ser limpo e seco e ter abrigo da luz solar direta. Ainda segundo essa norma, os seguintes critérios devem ser adotados:

> Art. 60 O armazenamento de produtos para saúde deve ser centralizado em local exclusivo e de acesso restrito, não podendo ocorrer em área de circulação, mesmo que temporariamente.
>
> Art. 61 As prateleiras devem ser constituídas de material não poroso, resistente à limpeza úmida e ao uso de produtos saneantes.

Assim, os materiais acondicionados e esterilizados devem ser manuseados o mínimo possível e mantidos em cestos aramados ou prateleiras, evitando-se o empilhamento para não danificar as embalagens. Todos os materiais também devem estar devidamente identificados, para facilitar sua localização pelos profissionais.

Figuras 7.1 e 7.2 – Materiais estocados nas áreas de armazenamento de dois CMEs

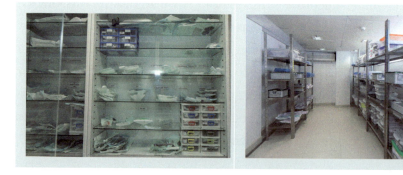

Nos hospitais, o CME costuma ficar próximo aos outros setores, pois é por meio dele que os demais serviços e unidades têm acesso a instrumentais e outros recursos de que necessitam para prestar assistência ao cliente. No entanto, o acesso a essa área deve ser restrito, pois somente os profissionais autorizados podem dispensar artigos – além de que, ao minimizar o fluxo de pessoas, o risco de contaminação do ambiente e dos materiais também é reduzido. Nos demais serviços de saúde ou beleza, essa área também deve ser restrita, limitando-se o acesso apenas aos profissionais que nela atuam.

Liberação de artigos

Quando um material é solicitado ao CME e dispensado para uso, é imprescindível efetuar o registro da liberação do artigo, constando a data, a hora e o profissional que fez a retirada e a liberação. Essa ação contribui para o controle da dispensação dos artigos, evitando perdas e reduzindo custos para a instituição, e possibilita visualizar a quantidade e o tipo dos materiais que se tem disponível antes de realizar novas liberações para outros setores.

Além disso, dependendo do número de recursos disponíveis, é possível limitar a retirada de artigos por setor para que todos possam fazer uso dos materiais, e para garantir o retorno destes artigos ao CME, já que eles devem passar novamente por todas as etapas do processo de limpeza e esterilização. Após o uso, os profissionais devem sempre devolver os instrumentais e equipamentos na área de expurgo.

A seguir estão representados dois exemplos de ficha de liberação de materiais e artigos usados em uma unidade hospitalar ou ambulatorial e em um salão de beleza:

Figura 7.3 – Exemplo de ficha de liberação de materiais de um hospital

DISPENSAÇÃO DE MATERIAIS E ARTIGOS					
Data	**Hora**	**Quantidade**	**Material/artigo**	**Setor /unidade**	**Profissional**
26-2-2018	15:00	1	Kit Curativo nº 4	Clínica Cirúrgica B	Marilucia M.

Figura 7.4 – Exemplo de ficha de liberação de materiais de um salão de beleza

DISPENSAÇÃO DE MATERIAIS E ARTIGOS					
Data	Hora	Quantidade	Material/artigo	Setor /unidade	Profissional
12-2-2018	10:00	1	Alicate de cutícula nº 1	Manicure e pedicure	Marilucia
12-2-2018	10:30	2	Kits podologia nº 2 e 4	Podologia	Daniele

Vale lembrar que na identificação de cada embalagem deve constar a data em que o artigo foi processado e a data de validade da esterilização. Se não forem usados no período de validade, os artigos devem passar pelo processamento novamente antes de serem dispensados.

Dessa forma, o profissional que fica responsável pela área de armazenamento também precisa estar atento às datas de vencimento em cada embalagem, para que seja realizado o reprocessamento sempre que necessário, evitando-se que, em uma situação imprevista, o setor não tenha o material disponível.

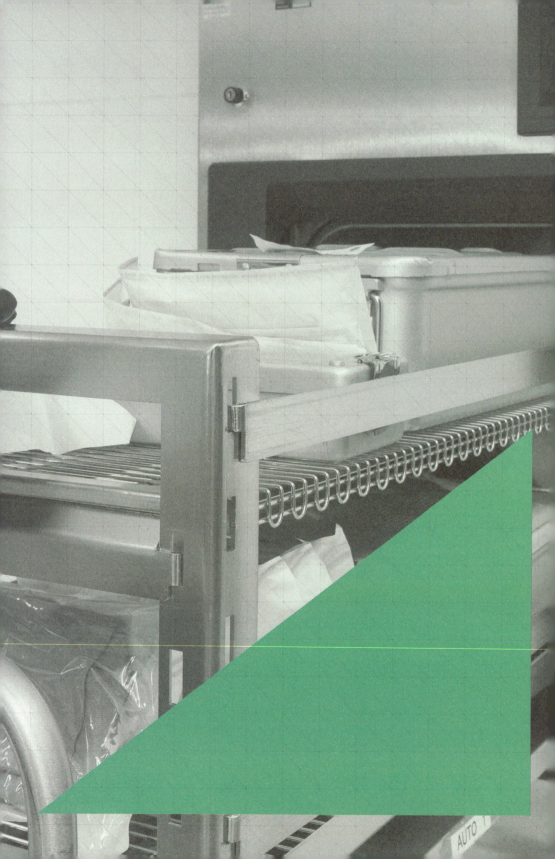

Anexo

Principais legislações e normas regulamentadoras para CMEs

A seguir são listadas algumas legislações vigentes que dizem respeito aos serviços de saúde, em especial aos Centros de Materiais e Esterilização. Os profissionais devem consultá-las sempre que houver necessidade de obter informação, observando o surgimento de atualizações.

Portarias

- **Portaria nº 3.214, 8 de junho de 1978:** aprova as Normas Regulamentadoras – NR – do Capítulo V, Título II, da Consolidação das Leis do Trabalho, relativas a segurança e medicina do trabalho.

- **Portaria Interministerial nº 482, de 16 de abril de 1999:** dispõe sobre o uso do gás óxido de etileno como agente esterilizante de materiais médico-hospitalares, especialmente para materiais e artigos termossensíveis, e sobre a evolução das tecnologias para o seu emprego.

Resoluções Anvisa

- **Resolução RDC nº 50, de 21 de fevereiro de 2002:** dispõe sobre o regulamento técnico para planejamento, programação, elaboração e avaliação de projetos físicos de estabelecimentos assistenciais de saúde.

- **Resolução RDC nº 307, de 14 de novembro de 2002:** altera a Resolução RDC nº 50, de 21 de fevereiro de 2002.

- **Resolução RDC nº 189, de 18 de julho de 2003:** dispõe sobre a regulamentação dos procedimentos de análise, avaliação e aprovação dos projetos físicos de estabelecimentos de saúde no Sistema Nacional de Vigilância Sanitária. Altera o Regulamento Técnico aprovado pela RDC nº 50, de 21 de fevereiro de 2002, e dá outras providências.

- **Resolução RE nº 2.605, de 11 de agosto de 2006:** estabelece uma lista de produtos que, no estágio atual de conhecimento, não devem ser reprocessados (uso único).

- **Resolução RE nº 2.606, de 11 de agosto de 2006:** dispõe sobre as diretrizes para elaboração, validação e implantação de protocolos de reprocessamento de produtos médicos e dá outras providências.

- **Resolução RDC nº 156, de 11 de agosto de 2006:** dispõe sobre o registro, a rotulagem e o reprocessamento de produtos médicos e dá outras providências.

- **Resolução RDC nº 91, de 28 de novembro de 2008:** proíbe o uso isolado de produtos que contenham paraformaldeído ou formaldeído para desinfecção e esterilização; regulamenta o uso de produtos que contenham tais substâncias em equipamentos de esterilização e dá outras providências.

- **Resolução RDC nº 8, de 27 de fevereiro de 2009:** dispõe sobre as medidas para a redução da ocorrência de infecções por micobactérias de crescimento rápido (MCR) em serviços de saúde.

- **Resolução RDC nº 33, de 16 de agosto de 2010:** dispõe sobre a adequação dos produtos esterilizantes e desinfetantes hospitalares para artigos semicríticos já registrados na Anvisa e dá outras providências.

- **Resolução RDC nº 35 de 16 de agosto de 2010:** dispõe sobre o Regulamento Técnico para produtos com ação antimicrobiana utilizados em artigos críticos e semicríticos.

- **Resolução RDC nº 15, de 15 de março de 2012:** dispõe sobre os requisitos de boas práticas para o processamento de produtos para saúde e dá outras providências.

- **Resolução RDC nº 55, de 14 de novembro de 2012:** dispõe sobre os detergentes enzimáticos de uso restrito em estabelecimentos de assistência à saúde com indicação para limpeza de dispositivos médicos e dá outras providências.

- **Resolução RDC nº 6, de 1º de março de 2013:** dispõe sobre os requisitos de boas práticas de funcionamento para os serviços de endoscopia com via de acesso ao organismo por orifícios exclusivamente naturais.

- **Resolução RDC nº 112, de 12 de setembro de 2016:** dispõe sobre a adoção da liberação paramétrica em substituição ao teste de esterilidade.

Normas brasileiras (ABNT)

- **ABNT NBR ISO 11.138-1, de 07/2016:** estabelece os requisitos gerais para o uso de indicadores biológicos na esterilização de produtos para a saúde.

- **ABNT NBR ISO 11.138-2, de 07/2016:** dispõe sobre o uso de indicador biológico para processos de esterilização por óxido de etileno.

- **ABNT NBR ISO 11.138-3, de 07/2016:** dispõe sobre o uso de indicador biológico para processos de esterilização por calor úmido (vapor).

- **ABNT NBR ISO 17.665-1, de 01/2010:** dispõe sobre a esterilização de produtos para a saúde utilizando vapor e estabelece os requisitos para o desenvolvimento, a validação e o controle de rotina nos processos de esterilização desses produtos.

- **ABNT ISSO/TS 17.665-2, de 10/2013:** estabelece as orientações para a aplicação da NBR ISO 17665-1.

- **ABNT NBR 14.990-2, de 01/2010:** dispõe sobre o papel grau cirúrgico para fabricação de embalagem para esterilização a vapor saturado sob pressão.

- **ABNT NBR 14.990-8, de 03/2013:** dispõe sobre sistemas e materiais de embalagem para a esterilização de produtos para saúde. Estabelece a embalagem do tipo envelope e tubular para a esterilização por radiação ionizante.

- **ABNT NBR iso 11.135, de 01/2018:** dispõe sobre a esterilização de produtos de atenção à saúde utilizando óxido de etileno, estabelecendo requisitos para o desenvolvimento, a validação e o controle de rotina do processo de esterilização.

Normas internacionais

- **ANSI/AAMI/ISO 11.140-1/2014:** estabelece os requisitos gerais para o uso de indicadores químicos na esterilização de produtos para a saúde.

- **ANSI/AAMI/ISO 11.140-3:** dispõe sobre os indicadores químicos de classe 2, estabelecendo indicação para a utilização do teste de penetração de vapor tipo Bowie e Dick.

- **ANSI/AAMI/ISO ISO 11.140-4/2015:** dispõe sobre os indicadores químicos de classe 2 – indicador como uma alternativa ao teste tipo Bowie-Dick para detecção da penetração do vapor.

Outras normativas

- **Conselho Federal de Enfermagem (Cofen) – Resolução nº 424/2012:** normatiza as atribuições dos profissionais de enfermagem em Centros de Material e Esterilização (CME) e em empresas processadoras de produtos para saúde.

- **Conselho Federal de Medicina Veterinária (CFMV) – Resolução nº 1015, de 9 de novembro de 2012:** conceitua e estabelece as condições para o funcionamento de estabelecimentos médico-veterinários de atendimento a pequenos animais e dá outras providências.

Bibliografia

AGÊNCIA FIOCRUZ DE NOTÍCIAS. *Pesquisa inédita traça perfil da enfermagem no Brasil*, 7-5-2015. Disponível em: https://portal.fiocruz.br/pt-br/content/pesquisa-inedita--traca-perfil-da-enfermagem-no-brasil. Acesso em: 15-1-2018.

AGÊNCIA NACIONAL DE VIGILÂNCIA SANITÁRIA (ANVISA). *Consulta Pública nº 17, de 19 de março de 2004*. Brasília: Anvisa, 2004.

_____. *Consulta Pública nº 34, de 3 de junho de 2009*. Brasília: Anvisa, 2009a.

_____. *Consulta Pública nº 98 de 2001*. Brasília: Anvisa, 2000.

_____. *Informe Técnico nº 04 de 2007: glutaraldeído em estabelecimentos de assistência à saúde*. Brasília: Anvisa, 2007.

_____. *Informe Técnico nº 1 de 2009: princípios básicos para limpeza de instrumental cirúrgico em serviços de saúde*. Brasília: Anvisa, 2009b.

_____. *Manual de gerenciamento de resíduos de serviços de saúde*. Brasília: Anvisa, 2006a.

_____. *Referência técnica para o funcionamento dos serviços de estética e embelezamento sem responsabilidade médica*. Brasília: Anvisa, 2009c.

_____. *Resolução RDC nº 8, de 27 de fevereiro de 2009*. Brasília: Anvisa, 2009d.

_____. *Resolução RDC nº 15, de 15 de março de 2012*. Brasília: Anvisa, 2012a.

_____. *Resolução RDC nº 31, de 4 de julho de 2011*. Brasília: Anvisa, 2011.

_____. *Resolução RDC nº 33, de 16 de agosto de 2010*. Brasília: Anvisa, 2010a.

_____. *Resolução RDC nº 35 de 16 de agosto de 2010*. Brasília: Anvisa 2010b.

_____. *Resolução RDC nº 50, de 21 de fevereiro de 2002*. Brasília: Anvisa, 2002a.

_____. *Resolução RDC nº 55, de 14 de novembro de 2012*. Brasília: Anvisa, 2012b.

_____. *Resolução RDC nº 307, de 14 de novembro de 2002*. Brasília: Anvisa, 2002b.

_____. *Serviços odontológicos: prevenção e controle de riscos*. Brasília: Anvisa, 2006b.

AQUINO, J. M. *et al.* "Centro de material e esterilização: acidentes de trabalho e riscos ocupacionais". Em *Revista SOBECC*, vol. 19, nº 3, São Paulo, jul./set. 2014.

ASSOCIAÇÃO BRASILEIRA DA INDÚSTRIA DE HIGIENE PESSOAL, PERFU-MARIA E COSMÉTICOS. *Em ascensão, mercado da beleza brasileiro busca profissional qualificado e serviços inovadores*. 25-2-2014. Disponível em: https://abihpec.org.br/2014/02/em-ascensao-mercado-da-beleza-brasileiro-busca-profissional-qualificado-e-servicos-inovadores/. Acesso em: 28-9-2017.

_____. *Guia de implementação: normas técnicas de salão de beleza*. Rio de Janeiro: ABNT e Sebrae, 2016.

_____. *Guia de implementação: normas técnicas de salão de beleza*. Rio de Janeiro: ABNT e Sebrae, 2016.

_____. *NBR ISO 11607-1 de 10/2013: Embalagem final para produtos para saúde esterilizados*. Rio de Janeiro: ABNT, 2013.

_____. *NBR 14990-2 de 01/2010: sistemas e materiais de embalagem para esterilização de produtos para saúde – Parte 2*. Rio de Janeiro: ABNT, 2010.

_____. *NBR 14990-5 de 01/2010: sistemas e materiais de embalagem para esterilização de produtos para saúde – Parte 5*. Rio de Janeiro: ABNT, 2010.

ASSOCIATION FOR THE ADVANCEMENT OF MEDICAL INSTRUMENTATION. *ANSI/AAMI ST79:2017 – Comprehensive guide to steam sterilization and sterility assurance in health care facilities*. Arlington, 2017.

ASSOCIATION OF PERIOPERATIVE REGISTERED NURSES – AORN. "Recommended Practices for Sterilization in the Perioperative Practice Setting". Em *AORN Journal*, vol. 83, nº 3, mar. 2006.

BAFFI, S. H. O. & LACERDA, R. A. "Reprocessamento e reutilização de produtos odonto-médico-hospitalares: originalmente de uso único". Em LACERDA, R. A., *Controle de infecção em centro cirúrgico*. São Paulo: Atheneu, 2003.

BARTMANN, M. *Enfermagem cirúrgica*. São Paulo: Senac Nacional, 2014.

BASSO, M. & ABREU, E. S. *Limpeza, desinfecção de artigos e áreas hospitalares e antissepsia*. São Paulo: APECIH, 2004.

BERGO, M. C. N. C. "Avaliação do desempenho da limpeza e desinfecção das máquinas lavadoras e termodesinfectadoras automáticas em programas com diferentes tempos e temperaturas". Em *Revista Latino-americana de Enfermagem*, vol. 14, nº 5, set./out. 2006.

BOLICK, D. *Segurança e controle de infecção*. Rio de Janeiro: Reichmann & Affonso Editores, 2000.

BRASIL. *Lei nº 6.514, de 22 de dezembro de 1977*. Brasília, 1977.

CARVALHO, R de. *Enfermagem em centro de material, biossegurança e bioética: manuais de especialização Einstein*. São Paulo: Manole, 2015.

CENTRO DE VIGILÂNCIA SANITÁRIA DO ESTADO DE SÃO PAULO. *Manual de orientação para instalação e funcionamento de institutos de beleza sem responsabilidade médica*. São Paulo, 2012.

CONSELHO FEDERAL DE ENFERMAGEM (COFEN). *Resolução Cofen nº 424/2012*. Brasília: Cofen, 2012.

CRISTÓFOLI BIOSSEGURANÇA. *Monitorização da esterilização com indicadores biológicos: como realizar o teste de esterilização em sua autoclave*. Disponível em: https://www.cristofoli.com/clinicas-medicas/PPI-Passo-a-Passo-Indicador-Biologico-Rev-1-2016.pdf. Acesso em: 12-5-2017.

FREITAS, L. R. *et al*. "Embalagem de tecido de algodão: análise do uso em hospitais de médio e grande porte". Em *Revista Eletrônica de Enfermagem*, vol. 14, nº 4, out./dez. 2012.

FUZESSY, V. D.; DE LELLO, S. R. & FRIEDRICH, M. *Estudo sobre os benefícios físicos de utilização do detergente alcalino na limpeza dos instrumentais cirúrgicos*. Trabalho apresentado no 11º Congresso Mundial de Esterilização e Controle de Infecção Hospitalar. São Paulo, jul./ago. 2010.

GARBACCIO, J. L. & OLIVEIRA, A. C. de. "Adesão e conhecimento sobre o uso de equipamentos de proteção individual entre manicures e pedicures". Em *Revista Brasileira de Enfermagem*, vol. 68, nº 1, fev. 2015.

GONÇALES, E. S.; GODOY, S. A. L. & TRIPODI, J. (orgs). *Manual de biossegurança.* 2ª ed. Bauru: FOB-USP, 2015. Disponível em: http://web.fob.usp.br/www2/bioseguranca/manual-biosseguranca.pdf. Acesso em: 14-8-2017.

GRAZIANO, K. U.; SILVA, A. & PSALTIKIDS, E. M. (orgs). *Enfermagem em centro de material e esterilização.* Barueri: Manole, 2011.

MACHADO, M. H. *et al.* "Mercado de trabalho da enfermagem: aspectos gerais". Em *Enfermagem em Foco*, vol. 7, edição especial, 2016.

MINISTÉRIO DA SAÚDE. Coordenação de Controle de Infecção Hospitalar. *Processamento de artigos e superfícies em estabelecimentos de saúde.* 2ª ed. Brasília, 1994.

_____. Secretaria de Assistência à Saúde. Coordenação geral das unidades hospitalares próprias do Rio de Janeiro. *Orientações gerais para central de esterilização.* Brasília, 2001.

_____. Secretaria de Vigilância em Saúde. Departamento de Vigilância Epidemiológica. *Doenças infecciosas e parasitárias: guia de bolso.* 8ª ed. rev. Brasília, 2010.

_____. Secretaria de Vigilância em Saúde. *Manual de normas e procedimentos para vacinação.* Brasília, 2014.

MINISTÉRIO DO TRABALHO E EMPREGO. *NR 6 – Equipamento de Proteção Individual – EPI.* Brasília, 1978.

_____. *NR 17 – Ergonomia.* Brasília, 1978.

_____. *NR 32 – Segurança e saúde no trabalho em serviços de saúde.* Brasília, 2005.

MIRANDA, F. M. A. *et al.* "Perfil dos trabalhadores brasileiros vítimas de acidente de trabalho com fluidos biológicos". Em *Revista Brasileira de Enfermagem*, vol. 70, nº 5, Brasília, set./out. 2017.

ORGANIZAÇÃO PAN-AMERICANA DA SAÚDE. *Biossegurança em saúde: prioridades e estratégias de ação.* Brasília, DF, 2010.

PADOVEZE, M. C. & GRAZIANO, K. U. *Limpeza, desinfecção e esterilização de artigos em serviços de saúde.* São Paulo: APECIH, 2010.

PIANUCCI, A. *Saber cuidar: procedimentos básicos em enfermagem.* 15ª ed. São Paulo: Editora Senac São Paulo, 2015.

ROSEIRA, C. E. *et al.* "Diagnóstico de conformidade do processamento de produtos para saúde na atenção primária à saúde". Em *Revista Latino-americana de Enfermagem*, vol. 24, 2016.

SEBRAE. *Dicas Sebrae salão de beleza: postura profissional e normas técnicas.* Recife: Sebrae, 2010. Disponível em: http://www.bibliotecas.sebrae.com.br/chronus/ARQUIVOS_CHRONUS/bds/bds.nsf/6E4121F67B0DF697832578340049536/$File/NT0004535A.pdf. Acesso em: 14-2-2018.

_____. *Estudo de mercado: comércio e serviços – salões de beleza e estética.* 2017. Disponível em: https://m.sebrae.com.br/Sebrae/Portal%20Sebrae/UFs/BA/Anexos/Sal%-C3%B5es%20de%20beleza%20na%20Bahia.pdf. Acesso em: 19-12-2017.

SILVA, A. C. da & AGUIAR, B. G. C. "O enfermeiro na central de material e esterilização: uma visão das unidades consumidoras". Em *Revista de enfermagem UERJ*, vol. 16, nº 3, jul./set. 2008.

SOCIEDADE BRASILEIRA DE ENFERMEIROS DE CENTRO CIRÚRGICO, RECUPERAÇÃO ANESTÉSICA E CENTRO DE MATERIAL E ESTERILIZAÇÃO (SOBECC). *Práticas recomendadas.* 3ª ed. São Paulo: SOBECC, 2005.

_____. *Práticas recomendadas.* 5ª ed. São Paulo: SOBECC, 2009.

_____. *Práticas recomendadas.* 6ª ed. São Paulo: SOBECC, 2013.

_____. *Recomendações práticas para processos de esterilização em estabelecimentos de saúde.* São Paulo: Manole, 2013.

SOCIEDADE BRASILEIRA DE IMUNIZAÇÕES (SBIm). *Calendário de vacinação SBIm adulto – Recomendações da Sociedade Brasileira de Imunizações (SBim) 2017/2018.* Disponível em: https://sbim.org.br/images/calendarios/calend-sbim-adulto.pdf. Acesso em: 20-2-2018.

_____. *Calendário de vacinação SBIm ocupacional: recomendações da Sociedade Brasileira de Imunizações (SBIm) 2017/2018.* Disponível em: https://sbim.org.br/images/calendarios/calend-sbim-ocupacional.pdf. Acesso em: 16-8-2017.

TOMÉ, M. F. & LIMA, A. F. C. "Custo direto do reprocessamento de campos cirúrgicos de tecido de algodão: um estudo de caso". Em *Revista da Escola de Enfermagem da USP*, vol. 49, nº 3, 2015.

TORRES, R. "Atendimento em saúde bucal: profissionais de nível médio aumentam a cobertura". Em *Revista Poli*, ano 1, nº 4, mar./abr. 2009.

Agradecimentos e créditos iconográficos

Agradeço aos meus pais, Celso e Ivone; às minhas irmãs, Franciele e Mariele; e ao meu marido Rogério, por todo o apoio e incentivo; e a todos que, direta ou indiretamente, contribuíram com este projeto.

Daniele

Agradeço ao meu maravilhoso marido Henrique, por seu amor, amizade e apoio constantes, que incentivaram o sonho de escrever esta publicação, e às nossas famílias, pelo carinho e pela alegria em partilhar nossas conquistas. A Silvana A. Lazari Rosa e a Rejane Bertuzzi Monteiro, obrigada pela confiança depositada em meu trabalho ao longo desses anos de colaboração no Senac São Paulo. Aos meus amigos da equipe de enfermagem do Senac Tiradentes, bem como a todos os alunos: obrigada por dividirem a alegria de juntos partilharmos o conhecimento!

Também gostaria de expressar minha gratidão às pessoas que tornaram esta obra possível e que contribuíram para enriquecê-la: a Ana Pianucci e à equipe da Editora Senac São Paulo, à autora Daniele, às minhas amigas Adriana Spilari e Gabriela Adami, ao Marconi Morais de Freitas e à equipe do Hospital Infantil Sabará.

Marilucia

As autoras também agradecem ao Senac Tiradentes e ao Hospital Infantil Sabará por terem cedido o espaço e os materiais para as fotos.

Créditos iconográficos

Senac Tiradentes: pp. 25-27, 28-29, 31, 32, 39, 40, 47, 48, 50, 51, 60, 62 (3.3), 63, 71, 72, 78, 87, 88, 89, 90, 91-93, 99 (5.3 e 5.4), 105 (5.8 e 5.9), 112, 113, 114, 116, 117, 119, 120, 124 (7.1)

Hospital Infantil Sabará: pp. 52, 62(3.2), 64, 76, 79, 84, 86, 95, 99 (5.2), 104, 105 (5.6 e 5.7), 106, 121, 124 (7.2)

Índice geral

Abertura asséptica das embalagens 90

Acondicionamento 77

Agradecimentos e créditos iconográficos 141

Anexo – Principais legislações e normas regulamentadoras para CMEs 129

Área da saúde 16

Área de armazenamento e distribuição de materiais esterilizados 51

Área de beleza 14

Área de desinfecção (localizada dentro do expurgo) 49

Área de esterilização 50

Área de limpeza (localizada dentro do expurgo) 48

Área de recepção (localizada dentro do expurgo) 46

Área limpa 50

Áreas do CME 45

Armazenamento e distribuição 123

Bibliografia 135

Biossegurança na atuação profissional 20

Características físicas do setor de armazenamento 123

Características físicas dos CMEs 40

Classificação dos CMEs 38

Controle de qualidade no CME e uso de indicadores 109

Desinfecção 65

Desinfecção física 69

Desinfecção química 66

Empacotamento 91

Enfermagem 17

Equipamentos de proteção individual (EPIs) 29

Esterilização e biossegurança na atuação profissional 13

Estrutura do Centro de Materiais e Esterilização (CME) 37

Identificação 94

Indicadores biológicos 117

Indicadores químicos 111

Indicadores químicos de classe I 112

Indicadores químicos de classe II 113

Indicadores químicos de classe III 115

Indicadores químicos de classe IV 115

Indicadores químicos de classe V 115
Indicadores químicos de classe VI 116
Inspeção 71, 75
Introdução 9
Lavadora ultrassônica 61
Liberação de artigos 125
Limpeza automatizada 60
Limpeza de materiais 58
Limpeza manual 59
Manicures e pedicuros 15
Métodos de esterilização 100
Monitoramento do processo 109
Normas brasileiras (ABNT) 131
Normas internacionais 132
Nota do editor 7
Passo a passo do empacotamento 91
Podologia 19
Portarias 129
Precauções padrão universais 24
Processamento de artigos: área de esterilização 97
Processamento de artigos: área limpa (inspeção, acondicionamento, empacotamento e identificação) 75
Processamento de artigos: expurgo (recebimento, limpeza, desinfecção e inspeção) 55
Recepção, separação e identificação de materiais 56
Registro do monitoramento 119
Saúde bucal 19
Selagem térmica 87
Seleção da embalagem 77
Termodesinfectadora 63
Vacinação 33
Veterinária 18